# 中医养生与亚健康调理

主　编　鞠宝兆（辽宁中医药大学）
冯居秦（西安海棠职业学院）



中国中医药出版社
·北　京·

**图书在版编目（CIP）数据**

中医养生与亚健康调理/鞠宝兆，冯居秦主编. —北京：中国中医药出版社，2015.2
(2023.12 重印)
（中医美容专业系列教材）
ISBN 978 - 7 - 5132 - 2406 - 2

Ⅰ.①中… Ⅱ.①鞠… ②冯… Ⅲ.①中医学-保健-教材 Ⅳ.①R212

中国版本图书馆 CIP 数据核字（2015）第 028026 号

**中国中医药出版社出版**

北京经济技术开发区科创十三街 31 号院二区 8 号楼

邮政编码 100176

传真 010-64405721

北京盛通印刷股份有限公司印刷

各地新华书店经销

开本 787×1092 1/16 印张 11.5 字数 189 千字

2015 年 2 月第 1 版 2023 年 12 月第 6 次印刷

书号 ISBN 978-7-5132-2406-2

定价 45.00 元

网址 www.cptcm.com

**服务热线 010-64405510**

**购书热线 010-89535836**

**维权打假 010-64405753**

**微信服务号 zgzyycbs**

**微商城网址 https://kdt.im/LIdUGr**

**官方微博 http://e.weibo.com/cptcm**

**天猫旗舰店网址 https://zgzyycbs.tmall.com**

如有印装质量问题请与本社出版部联系（010-64405510）

# 中医美容专业系列教材

# 编写委员会名单

# 前　言

中医美容源远流长，它与中医药学同时产生和发展。早在《黄帝内经》中就记载了大量的中医美容理论，对损美性疾病诊断、治疗的发展产生了重要的影响。在几千年的悠悠长河中，历代医家在中医美容诊断和治疗方面积累了丰富的经验。

时至21世纪，我国加入WTO后，各行业都面临着与国际接轨。随着我国经济的发展，以及中医美容事业的不断发展，人们对健康及美容的需求不断提高，运用中医理论来养生及美容已经成为社会潮流。

为了更好地发展中医美容事业，培养高层次的现代中医美容师，西安海棠职业学院聘请在中医美容领域有较深造诣的冯居秦、吴景东教授担任主任委员，联合辽宁中医药大学、长春中医药大学、天津中医药大学、大连医科大学、中国医科大学、南京中医药大学、浙江中医药大学、陕西中医学院、湖北中医药大学、沈阳理工大学、黑龙江中医药大学佳木斯学院等国内知名院校，组织在中医美容专业教学一线有丰富教学经验的教师共同编写了这套中医美容专业系列教材。这套教材主要用于中医美容专业的教学，填补了目前国内中医美容专业教学缺乏系统配套教材的空白。

作为中医美容高等教育的实践者，我们提出了培养“现代高级中医美容师”的理念，这一理念得到了上级主管部门以及世界中医药学会联合会美容专业委员会的认同和大力支持。我们这几年从教育实践入手，坚持以“崇尚学术，拓展真诚，架构健美，福祉人生”为行为准则，在培养高级中医美容人才的道路上不断探索，得到了广大中医美容教育者、美容从业人员和学术界的认可。

这套中医美容专业系列教材是我们多年来教学实践研究的成果。作为一名合格的中医美容师，必须系统学习和掌握中医美容相关的各学科知识，因此本套教材按照系统性的要求来设计，并且在编写中注重“三基”（基础理论、基本知识、基本技能）和“五性”（思想性、科学性、先进性、启发性、适用性）的统一，以期对我国中医美容高等教育起到积极的推动作用。

我们在编写本套教材的过程中得到了众多学者和有识之士的鼎力相助，参阅和收录了国内外学者的一些成果，在此一并致谢！由于编写本套教材是一个新的探索，加之编者水平所限，不妥之处在所难免，恳请海内外同行及读者提出宝贵意见，以便重印再版时不断完善。

**中医美容专业系列教材编委会**

**2014年9月**

# 编委会名单


主　编　鞠宝兆（辽宁中医药大学）
　　　　冯居秦（西安海棠职业学院）
副主编　隋月皎（辽宁中医药大学）
　　　　李春日（辽宁中医药大学）
　　　　海　妮（西安海棠职业学院）
　　　　王轶蓉（辽宁中医药大学附属医院）
编　委（按姓氏笔画排序）
　　　　马贤德（辽宁中医药大学）
　　　　王　媛（西安海棠职业学院）
　　　　王建军（西安海棠职业学院）
　　　　田国伟（辽宁中医药大学）
　　　　吕　凌（辽宁中医药大学）
　　　　孙艳丽（西安海棠职业学院）
　　　　佟佳馨（辽宁中医药大学附属医院）
　　　　张　宇（辽宁中医药大学）
　　　　张　斌（西安海棠职业学院）
　　　　张　婷（西安海棠职业学院）
　　　　张小卿（辽宁中医药大学）
　　　　张小倩（中国医科大学附属医院）
　　　　荆　秦（辽宁中医药大学）
　　　　袁　佺（辽宁中医药大学）
　　　　隋艾凤（辽宁中医药大学附属医院）

# 编写说明

中医养生学是在中医理论的指导下，探索人类健康的理论，研究中国传统的颐养身心、增强体质、预防疾病、延年益寿的方法，并运用这种理论和方法指导人们保健活动的实用学科。我国人民自古就有重视“养生之道”的优良传统，人们热衷于探索生命的真谛，一直心怀健康长寿的美好向往。

在科技日新月异、社会节奏飞快的今天，人们除了享受发展带给我们的便利优质的生活，也面临着一些问题，比如亚健康。亚健康作为一种人体低质量状态，直接表现为活力降低、功能和适应性减退。亚健康犹如生命节律中的报警系统，警示人体出现危险信号，可使生活质量降低。亚健康成为现代人的一大困扰，威胁着大众的身心健康。因此，亚健康干预已成为当代的重大课题，医学界和全社会都给予了极大的关注。

社会在发展，科技在进步，疾病谱也发生了巨大的改变，由此引发医学模式的变化，即从原有的单一的生物医学模式，转变成生物－心理－社会三位一体的全面医学模式。人们越来越意识到，治疗疾病不是医学的目的，如何提高生活质量、健康快乐地生活，才是一切医学为之奋斗的最终目标。而中医养生学，正是一种能够运用简、验、廉的手段，达到这一目的的实用性学科。

运用中医养生原则指导人们认识生命，以正确的态度和观念进行预防保健，应用中医养生的手段，从饮食、起居、精神、运动、药饵、沐浴等方面出发，纠正亚健康状态，是本书要阐述的核心内容。全书共分为八章，涵盖了中医养生基本理论原则、中医养生方法、亚健康基础，以及中医养生对亚健康体质和常见亚健康症状的调理等内容。

本书的编写宗旨是追踪前沿、着眼普及、深入浅出、注重实用。编者的良好愿望是力图将一些关键科学问题做出相对通俗的解答，对一些关键的技术和操作手段给出清晰明了的阐释，以适应专业教学和培训的需要，并且能够提供给社会大众阅读。

由于时间仓促，加之编者水平有限，书中不足之处在所难免，敬祈广大读者提出宝贵意见，以便再版时修订提高。

《中医养生与亚健康调理》编委会

2015 年 1 月

# 目　　录

# 第一章 绪 论

【知识目标】

掌握中医养生学的概念。

【能力目标】

掌握中医养生学的内涵。

中医养生学是中华民族优秀文化的一个重要组成部分，它继承了传统中医学的理论和中国古代哲学思想的精华，以“天人相应”和“形神合一”的整体观为出发点，主张从综合分析的角度去看待生命和生命活动。中医养生学以保持生命活动的动静互涵、平衡协调为基本准则，主张“正气为本”，提倡“预防为主”，强调辨证思想，并且吸取了各学术流派之精华，提出了一系列养生原则和具体方法，在形神兼养、协调阴阳、顺应自然等原则的指导下，从饮食、起居、运动、药物、情志等各个方面调养身心。这些实用性很强的养生方法，将人类带入自然医学、身心医学、社会医学等领域，以全新的视角形成人类健康保健、延年益寿的新的思维理念。

## 一、养生

养生，又称养性、摄生、道生、保生，寿老、寿亲、养老、寿世等也皆有此意。“养生”一词最早见于《庄子·养生主》，典出“庖丁解牛”。《黄帝内经》中养生的理论体系已经建立，且人们把养生的理论和方法统称为“养生之道”。历代养生家由于各自的实践和体会不同，其养生之道在静神、动形、固精、调气、药饵等方面各有侧重、各有所长。从学术流派来看，可分为道家养生、儒家养生、医家养生、释家养生和武家养生等。

## 二、中医养生学

中医养生学是在中医理论的指导下，探索人类健康的理论，研究中国传统的颐养身心、增强体质、预防疾病、延年益寿的方法，并运用这种理论和方法指导人们保健活动的实用学科。

自古以来，人们把养生的理论和方法称为“养生之道”。《素问·上古天真论》说：“上古之人，其知道者，法于阴阳，和于术数，食饮有节，起居有常，不妄作劳，故能形与神俱，而尽终其天年，度百岁乃去。”此处的“道”，就是养生之道。能否健康长寿，不仅在于能否懂得养生之道，更为重要的是能否将养生之道贯彻应用到日常生活中去。

在中医理论指导下，中医养生学吸取各学派之精华，提出了一系列养生原则，使养生活动有章可循、有法可依。例如：饮食养生强调食养、食节、食忌、食禁等；药物养生则注意药养、药治、药物禁忌等；传统的运动养生更是种类繁多，动功有太极拳、八段锦、易筋经、五禽戏、保健功等；静功有放松功、内养功、强壮功、意气功等；动静结合功有空劲功、形神桩等。针灸、按摩、推拿、拔火罐等方法，亦都简便易行，养生保健效果显著。

健康是人类追求的永恒主题。当今社会，人们更加重视提升生存质量和生命价值，更加重视维护健康、促进健康，更加重视发挥智力和体力的潜能，向往一种躯体、精神和社会适应能力的完美状态，在更高层次上演绎绚丽多彩的人生。然而与人们美好愿望相违背的客观现实是：按照 WHO 的标准衡量，在全球范围内，真正健康的人群约占 5%，患病人群约占 20%，而约 75% 的人群处于亚健康状态。亚健康这种低质状态直接表现为活力降低、功能和适应性减弱，犹如生命节律中的“钟摆”、道路交通中的“黄灯”、足球赛场的黄牌一样，警示着人体出现了危险信号。亚健康干预已成为当代的重大课题，医学界和全社会都给予极大的关注。

**复习思考题**

什么是中医养生学？

# 第二章　中医养生学理论体系的形成和发展

【知识目标】

1. 掌握《黄帝内经》、《周易》、道家、儒家的养生思想。
2. 熟悉孙思邈的养生思想。
3. 了解宋金元时期中医养生学的发展概况。

【能力目标】

掌握不同时期中医养生学的重要发展。

中医养生学的形成和发展经历了漫长的岁月，历代养生家、医家和广大劳动人民经过长期的防病保健实践，不断丰富和发展了摄生保健的内容，逐步形成了一套较为完整的养生理论体系和系统的养生方法，为中华民族的繁衍生息作出了卓越贡献，并在世界范围内产生了深远的影响。

## 第一节　上古萌芽时期

在生产力极为低下的上古时期，先民过着茹毛饮血的生活，作为一种生存本能，人们开始探索如何保卫生命、治疗病痛。在春秋以前，养生学处于萌芽状态，没有明确的学术理论指导，只是在人们为生存而与大自然艰苦搏斗的过程中，开始发现、总结和运用一些以顺应自然为特点的养生方法。此时期的养生发展是由一个无意识的生产、生活技能锻炼上升到有意识、有目的的养生活动的过程。上古时期，人类的养生思维具有自然朴素性、简单直感性、缺乏抽象性几个特点。

### 一、食养文化的起源

食养文化的起源与人类狩猎和食谱改变过程密切相关。先民为了生存而寻找食物，偶然发现食用某些动、植物后可使体质增强，或使病痛减轻，但某些动、植物食用后则会产生不适，甚至中毒，这些发现遂形成经验，先民便开始主动采摘或狩猎一些有益于身体健康的动、植物来食用，这就是食养的最初起源。当然，早期人们能力有限，只能生食，获得的食物仅能果腹，尚不可能有更高的要求，因此肠胃疾病颇多，人的寿命也很短。火在旧石器时代已被运用于生活之中。养生学说的建立，从有了火就已经开始。火的应用改变了人类的饮食方式和先民的食性。熟食缩短了对食物的消化过程，防止一些消化道疾病的发生，对于人类的生存和发展具有非常重大的意义。伴随着食物由植物为主向动物为主、由生食向熟食的转化，先民开始对动、植物的作用进行总结和有意识的获取，这些食物才能真正发挥出其养生保健效果。因此，火的发明和利用，是真正的食养、食治的开始。

酒的使用，据《战国策》记载，在大禹时代就已出现，并很快与医疗养生紧密结合起来。酒剂是养生方剂的一大类型，其在外伤方面的应用也非常广泛。在上古时期，相传最有养生体验的名家是彭祖，但他的学说并没有完整地流传下来，历代道家或医家著作中零散地保存着其养生内容。彭祖是历史上有名的寿星，其生活于上古三代，是位大名鼎鼎、誉满华夏的圣贤人物，人们称之为“上古大贤，道家先师，中华寿神，气功开源”。彭祖深得养生之道，养生文化是彭祖文化的精髓，包括饮食养生、导引养生等内容。因此，后人的养生长寿著作有的便托名彭祖，如《彭祖养性经》《彭祖摄生养性论》《彭祖养性备急方》等。彭祖对人类文明作出了贡献，首创“雉羹”，开创了中国食养的先河。

## 二、居所选择

原始人由于改造自然的能力有限，为了生存必须顺应外界环境，尽量选择自然生存条件较好的平原、河谷区域群居，因为其水源充足、土壤肥沃、食源丰富，能够满足生存的基本需要。为躲避禽兽袭击，人们在树上筑巢生活。为适应自然气候变化，在冬日地面威胁减少的时候则寻找山洞、窟穴居住以躲避寒冷，夏天则回到树巢之中，这些便是顺应环境养生的最早起源。随着生产力的发展，古人改造自然的能力得以增强，改造环境以养生的方法逐渐出现和运用。

### 三、养生技法的萌芽

传统养生术的起源可以追溯到上古时期。在原始社会早期，先民便开始模仿禽兽的动作而舞蹈，但这时的舞蹈多是人们对所崇拜图腾表达尊敬的一种方式，尚不是主动的养生行为。及至原始社会中后期，随着生产力水平的提高和人们抽象思维能力的发展，先民开始懂得学习和利用大自然的有利条件，从而发明了拟声的“鸡笛”和“鹿哨”，跳着模拟动物的舞蹈，并有意识地运用走、跑、跳、投等各种运动来健身祛病。在《吕氏春秋》中就记载了相当于原始社会后期的古人，开始以舞蹈来宣导肢体、关节的阴湿邪气。而在模仿动物动作的时候，不仅要形似，还要模仿其表情和神态，这就要求古人在舞蹈的时候要将心神和形体全部投入其中，故而这种有目的、有意识、形神合一的舞蹈健身行为，可以说是导引吐纳养生的萌芽。另外，古人在日常作息时发现，当疲劳体乏之时，只要宁神静息片刻、伸展活动一下肢体或捶击、捏拿身体局部，就能恢复体力、神清气爽，于是有意识地总结经验而发展为按摩术。

在从被动适应自然到主动改造自然的过程中，火种的发现和应用起到了极其重要的作用。古人在煨火取暖时，由于偶然被火灼伤而消除了某种病痛，从而得到了烧灼可以治病的启示，这就是灸法的起源，进而发明了灸法、热熨之术。《素问·异法方宜论》记载：“北方者，天地所闭藏之域也，其地高陵居，风寒冰冽，其民乐野处而乳食，脏寒生满病，其治宜灸焫，故灸焫者，亦从北方来。”说明灸法的产生与我国北方人民的生活条件和发病特点有着密切的关系。另外，到了新石器时代，先民已能磨制石器、骨器，而出现砭石、石针的应用，并且能够运用砭石简单处理一些外伤疾患。这些都是传统养生术的萌芽，为后世养生学的发展奠定了良好的基础。

## 第二节　春秋战国理论奠基时期

在公元前221年秦始皇统一中国以前的历史时期，统称为先秦时期。为与上古时期区别，以夏朝的建立作为其上限。在公元前21世纪，第一个奴隶制王朝夏朝建立，经过殷、商到周，奴隶制得到较大发展。在春秋战国时期，随着社会生产力的提高，科学文化进步很快，诸子百家总结各个领域的经验，上升为理论，其中包括了许多养生保健的精辟论述，养生文化形成百家争鸣的局面。尤其是上层阶级更加注重对自身健康的保养，养生方法和实践经验得以进一步积累。在食养方面，史载商朝的开国宰相伊尹精于烹调技术，颇谙养生之道，相传其著的《汤液论》是一部食疗专著。而且当时人们对一些食物的养生作用已观察得比较细致，《山海经》中记载的大量药物中不少具有食疗性质。

春秋战国时期对中医养生理论有较大影响的著作或流派有：

## 一、《周易》

《周易》在我国古代被列为“五经”之首、“大道之源”，称为中华第一经。它是一部中国古代关于研究宇宙万物运动变化发展规律的中国自然哲学典籍，阐明自然宇宙之理、人生之理，是一部中国传统养生文化的开山著作。《周易》是祖先生活及生产斗争实践的产物，是对自然界发生、发展、变化规律的总结。

《周易》强调“天人合一”，核心思想是和谐平衡，这正是中医养生整体观的基本原则。《周易》对中医养生的影响主要表现在以下几个方面：

### 1. 确定了“天人合一”的生态整体观

《易传·系辞》曰：“日往则月来，月往则日来，日月相推而明生焉；寒往则暑来，暑往则寒来，寒暑相推而岁成焉。”主张人应该主动适应自然，顺从自然规律活动，即要达到“天人合一”的状态。从而确定了养生思想的核心——人生知变、应变、适变之三大生存法则。

### 2. 建立了人体阴阳稳态观

《周易》中的阴阳观对中医养生文化起到了奠基作用。《易传·系辞》所说的“一阴一阳之谓道”，建立了人体的阴阳稳态观。《黄帝内经》将其升华为“阴阳应象”的系统理论，其中最重要的是阴阳平衡的法则，认为阴阳相交为泰，不交为否。阴阳平衡是稳态，是健康；阴阳失衡是偏态，是疾病。

### 3. 明确了整体观

《易传·系辞》曾说：“近取诸身，远取诸物。”易学把人体脏腑器官纳入易的框架。《易传·说卦》说：“乾为首，坤为腹，震为足，巽为股，坎为耳，离为目，艮为手，兑为口。”在古代科学未分化以前，医学和易学源出一家。人体知识曾是易学素材之一，可谓“医易同源”。孙思邈说：“不知《易》，不足以言太医。”充分说明了《周易》对中医养生学的重要影响。

### 4. 提出了“居安思危”的“治未病”思想

《易传·系辞》指出：“君子安而不忘危，存而不忘亡，治而不忘乱，是以身安而国家可保也。”亦指出：“君子以思患而预防之。”这种防重于治、防微杜渐、未老养生的辩证哲学思想是中医养生学的精华，开启了“上工治未病”思想之心智，开发了武术、导引、气功等养生保健手段。为此，《黄帝内经》将“法于阴阳，和于术数”作为理论纲领，这正是最恰当的概括。

### 5. 提出不妄作劳

《周易》卦象中提到“潜龙勿用”，是指凡事必须等待时机，谨小慎微，而不可肆意妄为。这对于中医养生中要求日常生活起居方面应不妄作劳、劳逸有时有一定的影响。

### 6. 提出道德修养对身体的影响

《周易》注重道德修养。“反身修德”是《周易》哲学思想的精华之一，即重视自身的完善，强调自强、自立、自省、自谦。在《蹇卦》《乾卦》《晋卦》中分别提出了“君子以反身修德”“君子自强不息”“君子自昭明德”“君子以厚德载物”等。中医养生承袭了《周易》重德的哲学思想，提出了“德全不危”的养生观。

### 7. 奠定了正确的养生理念

《周易》专门讲养生的《颐卦》中开篇就提出：“颐，贞吉。观颐，自求口实。”就是说，养生要有正确的理念，要用正道养生才能吉祥。一个人会不会养生，要看两条：一是看他能否处理好与社会的关系，也就是养人；二是自我养生。古人把养德与养身、养人与养己、养言与节食作为一个整体，认为都是养生不可缺少的，体现了我国古人爱已及人、养己及人的博大胸怀和高尚情操。

上述理论观点为后世医家和养生家的研究和实践奠定了理论基础和原则。还有许多理论原则亦源于《周易》，如万物本原的天道观、动静互涵的运动观、阴阳和调的平衡观、顺应天时的达生观、柔静顺缓的静养观、抑阳益阴的调养观等，使中医养生理论更加完整。因此，《周易》的思想体系实为中医养生文化的理论源头。

## 二、道家养生思想

道家文化对中医养生文化的形成起到了主导作用。道家泛指以老庄学说为中心的哲学流派以及后世的道教而言，道家的宗旨之一就是通过养生、避世、清心、寡欲等方法而却病延年、长生不老。

老子又称老聃，姓李名耳，字伯阳，楚国苦县（今鹿邑县）人。他不仅是一位伟大的思想家、道家创始人，而且还是伟大的养生家。其著作《道德经》(亦称《老子》)，是道家的主要经典著作，其核心思想是“道生万物”的宇宙生成说。而“道”就是世界的本源，是天地万物生成衍化的自然规律。“德”是人与自然社会和谐统一的本质体现和准则。《道德经》被视为中华民族养生保健知识的经典著作，对中医养生文化的发展产生了深远的影响。

据《史记》记载：“老子百有六十余岁或二百余岁，以自修道而养寿也。”历史上虽有不知其所终之说，但据考证是一位超百岁的寿星。老子曾曰：“吾欲独异于人，而贵食母。”食母就是食气，食气是古人养生的主要方法。老子认为，追逐无穷的名利必会劳神伤身，因此主张“见素抱朴，少私寡欲”。老子是以气养生的实践者，为人类的健康作出了巨大贡献。

**1. 返璞归真，道法自然**

道家以“道”为核心概念，以“道法自然”“尊道贵德”“清静无为”等为基本原则。老子指出：“含德之厚，比于赤子。”善养生者，应该保持质朴、醇厚和纯真的自然本色，这样才可以“道法自然”，力求达到“天人合一”的境界。老子说：“人法地，地法天，天法道，道法自然。”人效法地，地效法天，天效法道，道效法自然。这种朴素辩证的养生观指出了养生必须顺应自然规律，因时、因地，根据人的生长自然规律选择相应方法进行养生实践，才能健康长寿。

**2. 清静无为，少私寡欲**

老子说：“祸莫大于不知足，咎莫大于欲得。”就是说，灾祸莫过于不知足，罪过莫过于贪得无厌。老子又说：“知足不辱，知止不殆，可以长久。”知足就不会遭到困辱，知道适可而止，就不会遭到危险，而可以长久安全。告诫人们不要贪心追求名利，要达到寡欲清心、体泰神清的心理状态，自然可获得健身延年。无欲则刚，无私才博大，这是少私寡欲的另一个体现。若把利益、名声、地位、权势看得高于一切，情势稍有变化，就会感到痛苦。只有解脱名利的羁绊和生死的束缚，心灵才能像浩瀚的天空一样宽广。

万物的根源是“虚静”状态的，老子主张“静胜躁”“静为躁君”，只有“清静”才“为天下正”。面对世事的纷争，能够致虚守静，就可把握根本，就是要“致虚极，守静笃”。当心灵达到了虚无的极致，坚守住清静的境界，就可使“神”回到本原。“神”易动难静，必须淡泊无为，虚静静养。

**3. 重人贵生，贵柔戒刚**

“重人贵生”既是中国传统思想文化的重要命题，也是中国传统养生文化的基础和出发点。《道德经》曰：“道大、天大、地大、人亦大。域中有四大，而人居其一焉。”提倡乐生、重生，鼓励人们去争取天年。老子主张不要听天由命，而要崇尚自然。道教典籍《老子西升经》说：“我命在我，不属天地。”是根据老子的思想对养生学的突破性进展。

老子认为：“天下莫柔弱于水，而攻坚强者莫之能胜。”进而指出“守柔曰强”。养生之道在守柔；要懂得“坚强者死之徒，柔弱者生之徒”的道理。其有两层含意：一是“专气致柔，柔弱平和”，这里强调的是以柔为贵、弱者变强的原理。中国传统的健身术也是以柔见长，如导引、气功、太极拳、导引保健功等。二是守柔、不争，以至天下莫能与争，目的就是实现天人和谐。只有守柔、不争，才能实现人与自然的和谐，人与人的和谐。

## 三、儒家养生思想

儒家文化以孔孟为代表，促进和丰富了中医养生文化。儒家养生是一种“以心为本”的养生体系，将生命的价值与养生的要旨统一在修身、齐家、治国、平天下理想信念中，体现了修身养性、仁寿相兼的儒家养生哲学真谛，是极宝贵的养生经验。

孔子名丘，字仲尼，春秋末年鲁国人，是我国历史上伟大的思想家、教育家，儒家学派的创始人，被誉为“千古圣人”“至圣”“万世师表”。

**1. 强调道德养生**

孔子的养生思想体系中最精辟、最具突出的特点是道德养生，他认为养生要从修德开始，修身修善，即“崇德、修慝、辨惑”。孔子指出：“修身以道，修道以仁。”又说：“智者乐水，仁者乐山；智者动，仁者静；智者乐，仁者寿。”强调用“仁”和“忠恕之道”修养道德，克己制欲。“克己复礼为仁”，具体方法是“非礼勿视，非礼勿听，非礼勿言，非礼勿动”。从而指出了节制私欲、知足不贪而达“仁”，以达到道德上的高境界。唐代韩愈对孔子所说的“仁”做了高度概括，即“博爱之谓仁”。孔子又提倡君子之风，“君子坦荡荡，小人长戚戚”。君子富有爱心，襟怀坦白、淡泊名利、心地光明、走得正、站得直、心理平衡。这些都是长寿的根本，故而可见“仁者寿”。

### 2. 提倡中庸平和

孔子倡导“中庸之道”，力赞中和原则，已成为儒家养生思想文化的一大显著特征。他主张勤俭节用，“欲而不贪，泰而不骄”。又倡导“和为贵”的人生理念。“礼之用，和为贵。”“和”的思想是中华民族普遍具有的价值观念和人生追求。“和”就是强调“天人调谐”，包括和谐、和睦、和平、和善、祥和、中和等含义，蕴涵着和以处众、和衷共济、共生共荣、政通人和、内和外顺等深刻的处世哲学，也是养生之理。

### 3. 提出阶段养生

孔子在《论语》中提出了阶段养生法：“君子有三戒，少之时，血气未定，戒之在色；及其壮也，血气方刚，戒之在斗；及其老也，血气既衰，戒之在得。”这表明孔子已经注意到人生、长、壮、老、已生命过程的基本规律。从少、壮、老三阶段不同身心状况出发，提出需要遵循的养生道理。

### 4. 倡导乐食养生

孔子的饮食养生不尚奢华，而是“乐其食”。提出：“士志于道，而耻恶衣恶食者（布衣粗食者），未足与议也。”不论饮食丰盛与否，均应随欲而食，随食而甘，虽粗茶淡饭也乐食之，这种乐观的饮食观念对健康非常有益。孔子的“乐食”观，是一种高尚的品德修养，与其“食不厌精，脍不厌细”形成了辩证统一，即提倡在现有条件下尽量合理烹调，增加食欲，促进吸收，有利健康。孔子非常重视饮食卫生，强调“不多食”，饮食应有节。

### 5. 主张娱乐养生

孔子博学多才，精通六艺，他对“六艺”（礼、乐、射、御、书、数）等各种活动都非常有兴趣。正是这种广泛的兴趣爱好，陶冶性情，促进了健康。孔子很重视健身活动，坚持全面健身，持之以恒。射箭、驾车、弹琴、武舞，他都非常喜爱。其箭技高超，每次射箭，围观者如墙。在教学中，他把射箭、驾车、奏乐、武舞，作为学生的必修课。所谓武舞，犹今之武术活动。他还经常与学生一起郊游、登山，强身健体，增进健康。孔子自言其一生是“志于道，据于德，依于仁，游于艺”。这的确是对他一生的概括总结。

## 四、杂家养生思想

《吕氏春秋·尽数》是先秦杂家的代表作。就养生思想而论，它是先秦诸子著作中内容最丰富的，其思想体系不仅承袭了道、儒两家的内容，也旁采了墨、法等家之说，涉及养生内容非常丰富。

**1. 养生应知本**

《吕氏春秋·尽数》指出："故凡养生，莫若知本，知本则疾无由至矣。"所谓"本"，既包括知本求因、趋利避害，又包括颐养神形。《吕氏春秋·先己》所言："凡事之本，必先治身，啬其大宝。用其新，弃其陈，腠理遂通。精气日新，邪气尽去，及其天年，此之为真人。"由此可见，被视为"大宝"的是人之精气神，只要颐养神形，调补正气，驱除邪气，就可颐养天年，这才是通晓养生之真人。

**2. 趋利避害**

顺应自然，认识和掌握自然规律，发挥人的主观能动性，趋利避害，这是杂家养生的重要原则。《吕氏春秋·尽数》说："天生阴阳，寒暑燥湿，四时之化，万物之变，莫不为利，莫不为害。圣人察阴阳之宜，辨万物之利，以便生，故精神安乎形，而寿长焉。长也者，非短而续之也，毕其数也。毕数之务，在乎去害。"如果采取措施排除这些危害和干扰，则有可能使人长寿，达到自然寿限。何为害？《吕氏春秋》进一步明确指出："五味太过，五者充形则生害，饮食为害，此其一；七情太胜，过胜则伤神，乃情志为害，此其二；六淫太过，太过则伤精，乃六淫为害，此其三。知其三害而避之，使之无过，自然神安而形壮，年寿得长。"知本求因、趋利避害、顺应自然是杂家养生思想的重要观点。

**3. 修节以制欲**

道、儒养生家倡导寡欲甚则节欲修行摄养，而《吕氏春秋》对"欲"则主张修节以求适，若久处其适，就可长生。一味的压抑、制止情欲，反而有害健康。《吕氏春秋·情欲》曰："天生人而使有贪有欲。欲有情，情有节。圣人修节以制欲，故不过行其情也。"天地造就人类具有一定的贪心和欲望，欲望之中有感情，不论是什么人，都有同样的情欲。情要有限度。圣人之所以与众不同，是因为他们能够把握适度的感情，从珍爱生命出发做事就能把握适度的感情，不从珍爱生命出发就会失去适度的感情。这两种态度是决定生死存亡的根本因素。

**4. 动形以达郁**

《吕氏春秋·达郁》指出："凡人三百六十节、九窍、五脏、六腑、肌肤，欲其比也；血脉，欲其通也；筋骨，欲其固也；心志，欲其和也；精气，欲其行也。若此，则病无所居，而恶无所由生矣。病之留恶之生也，精气郁也。”人之精气血脉以通利流畅为贵，若郁而不畅达，则百病由之而生。同时指出，活动形体能使体内精气流通，以保障机体生理功能。《吕氏春秋·尽数》指出：“流水不腐，户枢不蝼，动也，形气亦然，形不动则精不流，精不流则气郁。”经常运动形体，则精气流行，恶无由生。

## 第三节　秦汉晋唐成熟时期

秦统一中国（公元前221年），标志着封建制终于代替了奴隶制。汉、唐两代都曾出现过封建经济高度繁荣的景象，开辟了丝绸之路，促进了中外文化交流，对医学及养生的发展也产生了积极的影响。这一时期内，出现了不少著名医家和养生家及养生专论、专著。对中医养生学的发展作出了重要贡献。

### 一、《黄帝内经》奠定养生学理论基础

《黄帝内经》作为我国现存最早的中医经典理论著作，总结了先秦时期医药学的丰富的实践经验，是集先秦诸子理论及医药学实践之大成，为中医养生学理论体系的形成奠定了理论基础。

**1. 对生命起源的认识**

《黄帝内经》认为生命与自然界息息相关，指出：“天地合气，命之曰人”，“人以天地之气生，四时之法成。”《素问·生气通天论》曰：“夫自古通天者，生之本，本于阴阳。”意思是说，自古以来，人体的阳气就是与自然界息息相通的，所以生命的本源本于天地阴阳的变化。人是“天地合气”的产物，是自然界的一部分，自然界的四时转换、气候变化等都会影响人体的生理功能及病理变化。正确认识“天人”关系，“天人合一”才能为生命活动和健康而用。

《黄帝内经》对生命本质的认识是形神合一，相辅相成。《灵枢·本神》云：“生之来，谓之精，两精相搏谓之神。”《灵枢·平人绝谷》云：“故神者，水谷之精气也。”《素问·上古天真论》指出：“形体不敝，精神不散。”人之“形与神俱”，才可“尽其天年”。充分说明《黄帝内经》对生命的起源和本质的认识是唯物的，符合实际的。

**2. 对生命规律的认识**

《黄帝内经》高度概括了人生、长、壮、老、已的生命规律。《素问·上古天真论》中提出了男子以8岁、女子以7岁为一个生理周期的递变规律，分别详细阐述了人的生理变化规律和特点：女子7岁、男子8岁，"齿更发长"，处于发育阶段；女子14岁、男子16岁，一种能促进生殖生育的物质"天癸"发育成熟，故女子出现"月事以时下"，男子出现"精气溢泻"，从此时开始，男女交合，就可怀孕生育。男不过八八，女不过七七，而天地之精气皆竭矣。证之实际，这种认识具有普遍的规律性和客观性。《黄帝内经》又详细论述了衰老变化的过程及衰老的表现，为防病保健提供了理论依据。

**3. 天人相应的养生思想**

《黄帝内经》确立了天人相应的整体养生观念。人的生命是"天地合气"的结果，天地孕育着四时节律。那么，作为天地万物之一的人也只有顺应这种规律的变化才能和大自然和谐相处，即"顺天者昌"；不和谐相处则"逆天者亡"。故《素问·四气调神大论》提出："故阴阳四时者，万物之终始也，死生之本也，逆之则灾害生，从之则苛疾不起，是谓得道。"《灵枢·本神》告诉世人："故智者之养生也，必顺四时而适寒暑……如是，则僻邪不至，长生久视。"就是说懂得养生之道的人，顺应时节变化而养生就能长寿。

**4. "治未病"思想**

"治未病"包括预防疾病、早起治疗、防止传变。养生防患乃医学之要道，预防为主是中医养生学一贯强调的中心思想。《素问·四气调神论》曰："圣人不治已病治未病，不治已乱治未乱。此之谓也。夫病已成而后药之，乱已成而后治之，譬犹渴而穿井，斗而铸锥，不亦晚乎？"这段话从正反两个方面强调"治未病"的重要性，已成为预防医学的座右铭。积极的预防，主要通过养生来增进健康，改善体质状态，以惜精固本，保养正气。《素问·上古天真论》指出："恬惔虚无，真气从之，精神内守，病安从来。"《素问·刺法论》亦说："正气存内，邪不可干。"这是别具特色的预防医学理论。只有强身才能防病，只有重视摄生才能强身。

**5. 提出养生基本原则和方法**

《黄帝内经》强调四时养生，在天人合一整体思想的指导下，提出了"春夏养阳，秋冬养阴"的基本原则，阐发了许多行之有效的养生原则和方法：外避贼风、内守精神、中养形体，要食饮有节、起居有常、不妄作劳、动静结合、疏通经络、劳逸适度、节制房事等。这是对人在未病之先养生防病的一种高层次的理念和追求。《黄帝内经》中广泛应用针刺、灸焫、气功、按摩、温熨，以及阳光、空气、饮食、体育、时序、色彩、音乐、香气、声音等以却病延年，对后世产生了深远的影响。

## 二、《神农本草经》重视药物补养

《神农本草经》是我国第一部药物学专著，共载中药365种，分为上、中、下三品。其中，上品药物为补养之品，计120种。在多味药中注有“耐劳”“增年”“长年”“不老”“轻身”“延年”等，多具有补益强身、抗老防衰之功效，如人参、黄芪、茯苓、干地黄、杜仲、枸杞等。后世医家据此创制了不少防老延衰的方药。

## 三、王充的养生思想

王充，东汉唯物主义哲学家，著有《论衡》，为我国最早的养生学专著之一。他提出了先天养生的问题，涉及父母的体质、父母的房事生活，以及疏字、胎教等优生优育的问题，揭示了人体健康长寿的深层秘密。

王充认为，人体的强弱寿夭，乃禀气使然。“气”是产生万物的本源，万物皆禀气所生，人当然也不例外。《论衡·气寿》曰：“夫禀气渥（厚也）则其体强，体强则其命长。气薄则其体弱，体弱则命短。”“人禀气而生，含气而长。”这种决定人体生、长、壮、老、已的“气”，首先是禀受于父母。因此，父母之精气、血气，即下一代所禀之气。父母之气强，则子女所禀之气亦强；父母之气弱，子女所禀之气亦弱。故王充指出：“强弱寿夭，谓禀气渥薄也。”子女禀气受命之时，正是父母“交合施气之时”。可谓精辟卓绝之论，亦是科学的遗传学论。

## 四、张仲景的养生思想

张仲景是东汉末年杰出的医学家，被称为“医圣”。其所著的《伤寒杂病论》奠定了中医学辨证论治的基础，被誉为“方书之祖”。大凡学养深厚的中医学家，都知养生、重养生、善养生，像张仲景这样卓越杰出的医学家更是如此。

1. **健康为本**

张仲景从医之目的为“上以疗君亲之疾，下以救贫贱之厄，中以保身长全，以养其生”。他批评当时的一些读书人“孜孜汲汲，唯名利是务。崇饰其末，忽弃其本，华其外而悴其内”。告诫他们：“皮之不存，毛将安附焉?”基于这种认识，张仲景在日常生活中就有养生保健的良好习惯：起居有常，导引吐纳，按摩腹部，注意口腔保健，五味适中，勤而不懒，乐观旷达，内守正气，外慎邪气等，形成良好的素养。

2. **修德养生**

孔子云：“仁者寿。”此亦为养生之道。张仲景身体力行，重视怡神畅志，修德养生，为后世医家作出榜样。在他任长沙太守时，给人看病不取钱；后来弃官归里，看病收费也很少。有一位曾嫉妒他的医生生了病，此病只有张仲景能治，那人心有顾虑，不好意思前来就医。而张仲景不计前嫌，坦然地治好了他的病，使其很感动。济世利民，救死扶伤，为医者之首务。

3. **顺应时气**

《金匮要略·脏腑经络先后病脉证并治》指出：“夫人禀五常，因风气而生长，风气虽能生万物，亦能害万物，如水能浮舟，亦能覆舟。”亦指出：天时“有未至而至，有至而不至，有至而不去，有至而太过”。强调机体应当顺应四时之变，体现了中医防治结合、预防为主的原则。中医养生学的理论和方法中重要一点就是顺时养生。正如《灵枢·本神》中所说：“故智者之养生也，必顺四时而适寒暑……如是，则僻邪不至，长生久视。”懂得养生之道的人，顺应时节变化而养生，就会长寿。

4. **“养慎”思想**

《金匮要略·脏腑经络先后病脉证并治》提出了“养慎”思想：“若人能养慎，不令邪风干忤经络……病则无由入其腠理。”“养慎”的核心就是外避六淫，内养正气。其方法是多方面的，如张仲景提倡清心寡欲、节制房事、调节饮食、按摩针灸、气功导引、要防外邪、本分守法等，以祛除病邪，并提出预防为主的思想。张仲景的“养慎”思想的本质就是养生一定要生活化，养生的效果来自细节：“养慎”“不伤”，人体易伤难养，不伤就是养。因此，养生应树立“勿以善小而不为，勿以恶小而为之”的态度，利小也养，弊小也伤。

5. **五味调和**

张仲景指出：“凡饮食滋味，以养于生，食之有妨，反能为害。”“所食之味，有与病相宜，有与身为害，若得宜则益体，害则成疾，以此致危，例皆难疗。”这说明饮食养生的科学化、合理化在实际生活中是非常重要的。张仲景提倡科学配膳，这是特别值得注意和重视的。关于这一点，在《金匮要略》中有大量论述，归纳起来就是“两五配四加新鲜。”所谓“两五”，是指五谷和五味，即主食为五谷相兼，粗细搭配，副食中菜肴的性味与烹制的味道要五味适合。所谓“配四”，是指饮食要与四季气候相配合。再者，摄取的食物一定要新鲜，不能腐败。

## 五、华佗的养生思想

华佗是东汉末年的著名医家，其医术高超，内、外、妇、儿皆精通，方药、针灸无不谙熟，是全才的医家，有“神医”之称。华佗通晓养性之术，继承了先秦《吕氏春秋》“动则不衰”之说及《庄子》的“吐故纳新，熊经鸟伸”的法则，从理论上进一步阐述了“动形养生”之理。在实践中创立了五禽之戏：一曰虎，二曰鹿，三曰熊，四曰猿，五曰鸟。其弟子吴普仿之，“年九十余，耳目聪明，齿牙完坚”。五禽戏的作用是增强脏腑的功能，具有祛病强身、延年益寿之效。其后，五禽戏演化为多种流派，形式多样，如鹤翔桩、大雁功、太极拳等，都与其有渊源。

## 六、嵇康的养生思想

嵇康，是魏晋时期著名的文学家、思想家、音乐家、养生学家，其所著《养生论》是中国养生学史上第一篇养生学专论。嵇康从小就受老庄思想影响，毕生倾心于养生之学。

嵇康是全面的养生家，他主张形神兼养，尤重养神。他提出的养生方法首先是要清虚静泰，少私寡欲，守一抱真。

嵇康重视劳动养生，常勤奋写作锻炼脑力。他还喜爱郊游养生，常与友人结伴出游。他说：“游山泽，观鱼鸟，心甚乐之。”嵇康亦重视环境养生，认为住宅的位置要“远近适宜”，房舍的布局要“堂廉有制”，环境要“坦然殊观”，以“利人为福”。嵇康的环境养生思想对后世影响深远。

## 七、道教的养生思想

道教是我国的传统宗教，一般认为其创立于东汉中叶，其思想渊源“杂而多端”。道教养生基本理论是建立在道教哲学和古代养生观基础上的，其养生方法门类众多，方法奇特，庞大繁杂，但多而全面、具体实用。道教注重养生，因而在道教经书中，有关养生的内容广泛而丰富。下面介绍两位道教养生家的养生思想。

**1. 葛洪**

葛洪，东晋著名的道教理论家、医药学家、炼丹术家，其自幼好学，通晓百家之术，尤好神仙养生之道。葛洪兼通医术，著有《肘后备急方》，是晋代唯一流传至今的方书，颇为历代医家重视。其又著《抱朴子内篇》，论述养生之术。

葛洪精研道教理论，从预防为主的思想出发，首先提出“养生以不伤为本”，认为养生要尽早着手，而且要养成良好的生活习惯才有利于健康。他谆谆告诫养生者，生活起居要有规律，养生除疾要讲究法术才奏效。

葛洪的养生方法概括起来为宝精、行气、服药、辟谷。所谓宝精，即男女房中交合之道要注重节欲保精，既反对“绝阴阳”、禁情欲，又反对纵情欲、任施泄，主张保持有节制的和谐的性生活，这为后世养生家所重视。所谓行气，即气功导引，其在《抱朴子内篇》中指出：“行气可以治百病……或可以延年命，其大要者，胎息而已。”首次提出了“胎息”功法，并详述其要领。所谓服药，又名“大药”，即“金丹”。葛洪对炼丹之术进行了研究，其在《抱朴子内篇》中介绍了一些具体的炼丹之法。但丹砂与金石类都有毒，选择不慎，反致殒命，故炼丹养生之术不可取。而草木之品，确有延年益寿之功。其在《抱朴子内篇·仙药》中论及的植物药，如松柏脂、灵芝、茯苓、地黄、麦冬、巨胜子、楮实子、黄精、槐实、菊花等，经现代研究分析证实，确有抗衰防老、益寿延年的作用。所谓辟谷，是古人修行养生的一种重要方法，但要和行气同步进行，才有养生之效。

**2. 陶弘景**

陶弘景，南朝著名的养生家，其精于医学，旁通佛、道，长于养生。陶弘景自幼好学，四五岁时即学书法，八九岁时读书千卷，六经已烂熟于心。10岁时得葛洪《神仙传》，爱不释手，遂有学道修仙之想。不满20岁时，陶弘景被宰相推荐为诸王侍读，后上表辞官，入山修道。自此隐居句曲山，自号“华阳陶隐居”。后梁武帝即位，甚器重之，屡召不至，而每有大事则使人咨询，时人称之为“山中宰相”。著作有《养性延命录》《神农本草经集注》等。

《养性延命录》一书为现存最早的一部养生学专著，较全面地辑录了此前历朝名贤的养生论述，涵盖了各种传统的养生之道，主要有：顺应四时、调神养性、爱气保精、导引按摩、服食养生、行气吐纳等几个方面。《养性延命录》收集了先秦及两汉时期的养生文献，也反映了陶弘景的养生学思想，对推动养生学发展有着重要的研究价值。

## 八、孙思邈的养生思想

孙思邈，京兆华原人，著名医学家、养生学家，也是著名的百岁长寿老人。他精通道、佛之学，广集医、道、儒、佛诸家养生之说，结合自己多年丰富的实践经验，著成两部影响极大的巨著，即《备急千金要方》（简称《千金要方》）和《千金翼方》。两部书的内容不求玄虚，但求实用，以便后人能够行之有效。孙思邈著有养生专论《摄养枕中方》，其内容丰富，功法众多，在我国养生学发展史上具有承前启后的作用，对养生学作出了很大贡献。

### 1. 修身养性，道德为先

儒家养生大旨是“仁者寿”，孙思邈全面继承和发挥了儒家重视伦理道德修养的养生思想，把德行看做是延年益寿的根本法则，这在当今社会仍具有重要的现实意义。孙思邈认为，善养生者，必须具备高尚的道德情操，“道之所在，其德不孤”。“得道者多助”，一贯做好事的人，最终必得到人民的支持和爱戴。孙思邈本人正是以德高艺精，“终生为善”，在民间赢得了极高的信誉，也得到了最大的精神愉悦。

### 2. 调摄情志，心性平和

精神养生在于七情平和，精神内守。凡事不可恣意过用，用得中正，益于养生，用得其过，损性伤神。这是一种儒家中庸之道的养生观。孙思邈认为：“善摄生者，常少思、少念、少欲、少事、少语、少笑、少愁、少乐、少喜、少怒、少好、少恶行。”并把“十二少”上升为“养性之都契也”。这种道家清静无为的思想有益于心神保养，其核心是排除外界不良干扰，独立守神，善于调摄不良情绪，保持平和的心态。

### 3. 食养食疗，不贪厚味

《千金要方》指出：“安身之本，必资于食。”“凡欲治病，先以食疗，既食疗不愈，后乃用药尔。”并进一步指出：“不知食宜者，不足以存生。”强调食疗胜于药疗。食疗可避免药物的副作用，减少医源性疾病。

孙思邈主张饮食应荤素搭配，五味调和，提倡饮食清淡，多吃蔬菜，反对贪图厚味。

**4. 顺时摄养，起居有常**

《千金要方》指出：“是以善摄生者，卧起有四时之早晚，兴居有至和之常制。”就是说，睡眠、休息和劳作都必须安排合理，要做到有规律的生活，养成良好的卫生习惯。孙思邈的顺四时变化而摄养的方法，对强身延年有积极意义。孙思邈又主张按四季的变化调整睡卧方向。“凡人卧，春夏向东，秋冬向西，头勿北卧，及墙北亦勿安床。”现代研究亦证实，东西卧向时，有利于睡眠。

**5. 常欲小劳，但莫大疲**

“养性之道，常欲小劳，但莫大疲，及强所不能堪耳。且流水不腐，户枢不蠹，以其运动故也”。旨在强调劳逸适中，因人而异，既反对单纯的静养，又不可运动过量。孙思邈常用的方法相法于现代的慢速散步和摩腹散步，有良好的养生保健效果。

**6. 导引按摩，针灸药饵**

孙思邈深受道教和佛教气功、导引的影响，十分重视气功、导引按摩等动静结合的修炼方法在养生中作用。《千金要方·养性》载：“常闻道人蒯京已年一百七十八，而甚丁壮。言人当朝朝食玉泉，琢齿，使人丁壮有颜色，去三虫而坚齿。玉泉者，口中唾也。朝旦未起，早数漱津令满口乃吞之，琢齿二七遍，如此者乃名炼精。”孙思邈亦很重视针灸和药饵养生。

**7. 房中补益，优生优育**

孙思邈认为，性欲要求是人的生理需要，不可禁锢情欲。故孙思邈总结前人的经验，对房中养生的基本原则、方法、禁忌等做了专门阐发，并提出了节制房事和优生优育的原则与方法。

**8. 重视养老，综合调理**

孙思邈非常重视老年人养生，强调应从多方面入手，综合养护。首先要陶冶性情，保持精神的愉快。在日常生活中，应顺应自然，谨避外邪，起居规律，劳逸适度，适当运动，按摩导引等，注意全面调摄。在饮食调养方面，指出老年人宜清淡多样，温软易消化，切忌生冷油腻、肥甘之物。

## 九、佛教的养生思想

随着佛教的传入，大量的经论被翻译，佛学理论在我国得到了很大发展。公元6世纪末至9世纪中叶的隋唐时期，是中国佛教的极盛时期。佛界的基本特征是以摆脱现世苦海为中心，这就决定了佛教不可能明确提倡养生，更不可能崇尚长寿。但是，佛教的某些教义与修行方法，客观上却具有不同程度的养生意义与价值。

1. 四大调和

佛家应世，讲“因果关系”。佛学认为，人体也是由自然界构成物质的四大元素——地、水、火、风和合而成。地为骨肉，水为血液，火为人之体温、热量，风为呼吸。一般说来，“四大调和”，人方可健康。如果不调和就会生病。所以，佛家也强调身体的和谐统一，这一思想与中医理论近似。

2. 专心修禅

佛家养生主要体现在以“戒、定、慧”所统括的佛学之中，尤其是定、慧的禅定之学，因其与气功的养生之道多有相通，故最具养生意义与价值，也对我国传统气功产生了较大的影响。“禅”汉译为“静虑”，即佛家的静坐气功。禅定的锻炼有助于排除外来和内生的不良因素的干扰，保持良好心态。因此，我们可以吸取“制心一处”的精神实质，根据个人的兴趣爱好，专心某项有益的活动，如抚琴、绘画、下棋、书法、育花、养鸟、钓鱼、打拳等，乐而为之，持之以恒，能怡养性情，健身防病。

3. 养心炼性

初期出家僧侣多以所谓“跳出三界外，不在五行中”为指导思想，是一种所谓看破红尘、悲观厌世的态度。后来出家之僧侣修“菩萨行”，遵循“自利利人”的教义，采取积极入世的态度。佛家很重视修身养性，淡泊名利，多能以忍耐、宽容、达观的态度对待人生。处世从容不迫，善于控制自己的感情，保持心理稳定、个性温和、乐善好施、恬静的心灵。这是佛家养生的一大真谛。

4. 恪守戒律

佛教制定了许多戒律，其中“五戒”是最基本的，即不杀生、不偷盗、不淫邪、不妄语、不饮酒。这些戒律虽然是出于宗教目的，但实践中却体现出摄生保健的效能。佛家以宽大为怀、慈善为本，主张修身洁行、惩恶扬善、超度众生。佛家强调“因果报应”，即要求人要有一颗慈善的心，一生做好事，助人为乐，扶困济贫。这样会给自己精神上带来愉快，即所谓“外因内果”“厚德载福”。这的确是保障人们心理健康的重要措施。

5. 素食养生

素食是我国汉传佛教饮食文化的核心内容，是佛教养生之道的一个重要组成部分。合理的素食结构能够获得丰富而全面的营养素。植物性食物中的维生素与矿物质含量更丰富。植物性脂肪中含有丰富的脂肪酸，多为非饱和脂肪酸，有利于降低胆固醇，可避免心脏病和各种血管疾病。素食可有效控制体重，素食者较肉食者体重轻，同时能减少患癌症机会。

#### 6. 环境优美

自古以来就有“天下名山僧占多”之说。寺院多建筑在青峰翠峦之间，那里山清水秀，景色幽雅，空气新鲜，苍松翠柏，鸟语花香，没有空气污染，没有噪音污染，充满诗情画意。僧侣经常植树造林，行医施药，长期生活在这样的自然环境中，处在一种乐观超逸的心理状态下，十分有利于身心健康。

## 第四节　宋金元完善时期

宋金元时期，是中国封建社会的中期，在思想上倡导融道、儒、佛三教于一炉的所谓“理学”，又出现“新学”哲学流派，他们既有争论，又互有渗透、吸收和发扬，这对医疗保健有一定影响。在医药卫生保健方面，注重改进医事管理，发展医药教育，促进医药保健的发展。此外，科学技术的蓬勃发展，为医疗保健取得成就提供了有利条件。活字印刷术的使用和发展，对医学的著述和传播也起到了一定的促进作用。因此，在这一时期，古代的养生学说得到了较好的继承，并且有了进一步发展。金元时期，许多著名的养生家和医家总结新经验，提出新见解，无论在理论上还是在养生方法上都有了新的进展，充实和完善了中医养生学的内容。

### 一、养生方法拓展充实

《圣济总录》是在北宋末年由官方出版的，共200卷，包括内、外、妇、儿、五官、针灸及养生、杂治等66门，将汉以后官府所藏和民间流传的延年益寿、强身驻颜单方、验方搜罗殆尽，内容十分丰富。书中还对金石类药服后的毒副作用做了详细记载，反映了宋金元时期药物养生的发展状况和取得的巨大成就。该书前数卷大量论述了当时流行的“运气”学说，而且对养生方法做了相当详尽的介绍。宋代宫廷编著的方剂专书《太平圣惠方》，不仅是一部具有理、法、方、药完整体系的医书，而且载有许多摄生保健的内容，尤其注意药物与食物相结合，如记述了各种药粥、药酒等。这些方法符合医疗保健的需要，对后世有一定影响。

宋元时期，全面整理了前代本草文献，取得了卓越的成就，处于同时期世界药物学领域的前列，对后世产生了深远的影响。金元医家和养生家根据阴阳五行等理论对于药物的性味、功用等多有发明，使其既适用于疾病辨治，又有利于防病保健。如寇宗奭编撰的《本草衍义》中，根据体质和疾病选择相应性味的药物，指出只有明了药性，有的放矢，方可收到治病保健的目的。此外，张元素的《珍珠囊》、李杲的《用药法象》、朱震亨的《本草衍义补遗》等，对此多有发挥，更切适用。

针灸学在宋元时期有了很大的发展，出现了闻名国内外的“针灸铜人”以及新的针灸专著，如《新铸铜人腧穴针灸图经》《针灸资生经》《十四经发挥》等，同时又出现了子午流注针法，主张依据不同时间选择不同穴位，达到治疗保健的目的。

宋代整理的《正统道藏》及其辑要本《云笈七签》，虽属道家书籍，但书中记述许多导引、气功、按摩等方法，对于防病保健具有重要价值。

## 二、老年医学不断完善

从西汉时期开始，中医家们就很重视老年保健，唐代的孙思邈更对此有专门的论述。宋元时期，养生家开始寻求新的老年保健方法，全面认识老年人的生理病理特点，丰富了老年人养生的原则和方法，促进了老年医学的发展。

陈直著《养老奉亲书》一卷，是我国现存最早的老年医学专著。该书涉及人的生理、病理、心理以及高年老人的戒忌、保护、四季调养等方面，并继承发扬了《黄帝内经》以来的四时顺养思想，提出“四时养老论”。该书既有理论，又有方法，对后世影响很大。元代邹铉一家三代用此书中养生之法，皆年过九十。邹铉广收秘方和老年人养生之道，将该书增补三卷，合为四卷，定名为《寿亲养老新书》，流传至今。而金元时期的学术争鸣，使老年保健的理论和方法的认识更趋完善。

### 1. 强调精神摄养

根据老年人的精神情志特点，陈直指出：“凡丧葬凶祸不可令吊，疾病危困不可令惊，悲哀忧愁不可令人预报……暗昧之室不可令孤。凶祸远报不可令知，轻薄婢使不可令亲。”说明保持老年人情绪稳定、维持心理健康是非常必要的。同时指出了心病心医的情志保健的原则。《寿亲养老新书》中载有一首诗："自身有病自身知，身病还将心自医，心境静时身亦静，心生还是病生时。"说明只有进行自身心理保健，才可杜绝情志疾病。

**2. 主张饮食调养**

老年人合理调节饮食是非常重要的。"高年之人，真气耗竭，五脏衰弱，全仰饮食，以资气血；若生冷不节，饥饱失宜，调停无度，动则疾患"。因此，《寿亲养老新书》提出："老人之食，大抵宜温热、熟软，忌其粗硬生冷"，以及"善治病者，不如善慎疾；善治药者，不如善治食"的主张。这是符合老年人的生理病理特点的。朱丹溪对于老年人的饮食提出"尤当谨节""茹淡"，强调节制饮食，又要避免摄入燥热厚腻之物，以保养精气。忽思慧的《饮膳正要》、贾铭的《饮食须知》等，又都丰富了饮食调养的内容。

**3. 提倡顺时奉养**

《内经》提出四时养生法则，到宋元时期不仅尊崇其说，而且增广其法，从而丰富了顺时养老的内容。对于老年人，顺应四时的阴阳消长来保养身体更为重要。陈直指出老年人要："依四时摄养之方，顺五行休王之气，恭恪奉亲，慎无懈怠。"朱丹溪亦指出："善摄养者……各自珍摄，以保天和。"故养老大法必然要依据天和的性质，顺四时变化，才能老当益壮。此外，丘处机著《摄生消息论》亦从不同角度对四时的精神调养、起居调摄、饮食保健等都有所阐发。

**4. 重视起居护养**

老年之人，体力衰弱，动作多有不便，故对其起居作息、行动坐卧，都须合理安排，"竭力将护，以免非横之虞"，"凡行住坐卧，宴处起居，皆须巧立制度"。提出老年之居室宜洁雅，夏则虚敞，冬则温密。床榻不宜太高，应坐可垂足履地，起卧方便。被褥务在松软，枕头宜低长，可用药枕保健。衣服不可宽长，宜合体贴身，以利气血流畅。药物调治时，汗、吐、下等攻伐之剂切宜详审，防止不良后果。总之，处处为老人提供便利条件，细心护养。

**5. 注意药物扶持**

老年人气色已衰，精神减耗，所以不能像对待青年人那样，施用峻猛方药，危及生命。《寿亲养老新书》提出：老年人医药调治应采取"扶持"之法，即用温平、顺气、补虚和中、促进食欲之方来调治，切不可竣补猛泻。这些原则是符合老年人的生理特点的。

## 三、丰富多彩的饮食养生

历代医家和养生家都非常重视饮食保健，因为这是防病治病、保健延年的基础。在宋元时期，由于实践经验的不断积累，饮食养生取得了显著的成就。

### 1. 四时五味养脏法

在宋元时期，对食养理论的认识更加深化。陈直对先秦时期“春多酸，夏多苦，秋多辛，冬多咸”的原则进行了一定的修正，提出：“当春之时，其饮食之味宜减酸增甘，以养脾气”；“当夏之时，宜减苦增辛以养肺气”“当秋之时，其饮食之味宜减辛增酸，以养肝气”；“当冬之时，其饮食之味宜减咸而增苦，以养心气”。这种饮食原则既不使当旺之脏气过于亢盛，又不使所克之脏气有所伤伐。这在食膳发展史上有着一定的意义。

### 2. 古代营养专著发行

元代饮膳太医忽思慧撰写的《饮膳正要》阐发了饮食卫生、营养疗法乃至食物中毒的防治等，为我国现存的第一部完整的饮食卫生食疗专著。特别值得注意的是，它突破了以往食养书籍多注重病人的藩篱，从健康人的饮食保健立论，制定了一套饮食卫生法则，给食养注入了新的内容。《饮膳正要》还收载西域和其他民族的食品，对食养的推广与普及起到极大的促进作用。元代贾铭所著的《饮食须知》也是元代一部有名的食养著作。

另外，宋代的《太平圣惠方》《圣济总录》这两部医学巨著中，都记载了大量食养的内容。陈直是宋代对食养食治贡献最大者，他总结了唐以来在老年养生方面，特别是食养食疗方面的经验，并在其专著《养老奉亲书》中介绍了大量食养食疗的内容，全书共列方 232 首，其中食养食疗方有 162 首。所载食养食疗方剂具有很高的科学价值和实用价值。

## 四、“金元四大家”对养生学的贡献

宋元之交由于长期战乱，人民生活困苦，疾病严重，迫切要求医学有进一步的发展，因此产生了一大批著名医家，其中影响最大是“金元四大家”，他们不仅是临床家、理论家，也是养生家，其医学观点、理论运用于养生学，对养生学理论的创新与发展起了很大的作用。

### 1. 刘完素主张养生重在养气

刘完素在王充提出人之寿夭在于“先天禀赋”的基础上，进一步强调

“主性命者在乎人”，“修短寿夭，皆人自为”的思想。这种“人主性命”说，认为只要发挥摄养的主观能动性，就能达到延年益寿的境界。刘完素重视气、神、精、形的调养，但尤其强调气的保养。对于养气方法，他认为当从调气、守气、交气三方面着手。“吹嘘呼吸，吐故纳新，熊经鸟伸，导引按　，所以调气也；平气定息，握固凝神，神宫内视，五脏昭彻，所以守其气也；法则天地，顺理阴阳，交媾坎离，济用水火，所以交其气也”（《素问病机气宜保命集·原道论》）。这种调养之法可起到舒畅阴阳、灌溉五脏、调畅气血的作用。

**2. 张子和提倡祛邪扶正**

张子和主张用攻法防病治病，认为祛邪即所以扶正，邪去则正气自安，反对唯人参、黄芪“为补”的狭隘观点。他还提出“养生当用食补，治病当用药攻”的主张。他的养生保健的思想核心是“君子贵流不贵滞”，并提出调饮食、施药物、戒房劳、练气功等方法。在防病保健中，还特别重视人与社会环境和机体与情志的整体观，从而丰富了中医学中有关心身医学、医学社会学的内容。

**3. 李东垣注重调理脾胃**

李东垣认为促成人之早夭的根本原因在于元气耗损，指出：“人寿应百岁……其元气消耗不得终其天年”。而“元气之充足，皆由脾胃之气无所伤，而后能滋养元气”。这说明调养脾胃之气、维护后天之本，是防病抗衰、延年益寿的一条重要原则。调养脾胃的方法主要概括为三个方面：一是调节饮食护养脾胃。他认为“饮食不节”是酿成内伤的一个重要原因，“饮食自倍，则脾胃之气即伤，而元气亦不能充，则诸病之所由生也。”故合理饮食是防病保健的一个重要环节。二是调摄情志保护脾胃。李东垣指出：“凡愤怒、悲思、恐惧，皆伤元气。”说明精神情志与人体的生理变化，尤其脾胃功能的改变关系密切。因此，须静心寡欲、不妄作劳，以养元气。三是防病治病顾护脾胃。李东垣防治疾病之立法遣药，处处考虑脾胃之升降生化机能，用升发阳气之法，注重调补脾胃。

**4. 朱丹溪强调阴气保养**

朱丹溪力倡“相火论”基础上的“阳常有余，阴常不足”学说，一再强调阴气“难成易亏”，因而在治疗与养生方面主张以滋阴为主。围绕保阴精，强调顺四时以调养神气，饮食清淡以免升火助湿，节欲保精以息相火妄动，并为此而著《色欲箴》以戒众人。在老年病方面，认为老年人阴气暗耗，相火易亢炎为害，故养老大法在于承制相火的亢极。此外，朱丹溪对防病于未然的养生理论和方法也有所论述。

金元四家的学术观点虽异，然崇尚养生的思想则一。尽管他们的学术思想各有侧重，所得成果也不尽相同，但对充实养生理论和方法作出了不小的贡献。

此外，宋元时期还有不少养生专著，如周守忠的《养生类纂》及《养生月览》、姚称《摄生月令》、刘词《混俗颐生录》、愚谷老人《延寿第一伸言》、姜悦《养生月录》、韦行规《保生月录》、李鹏飞《三元参赞延寿书》、王珪《泰定养生主论》、瞿祐《居家宜忌》和《四时宜忌》等，均为养生学的发展作出了不同程度的贡献。

总之，宋元时期不仅充实和发展了前人的养生理论、原则和方法，而且对老年病学的防治和摄生保健有了突出的发展，形成了比较完备的体系。中医养生学发展至此，其理论日趋完备，方法更加丰富。

## 第五节 明清全面发展时期

明清时期，先后出现了许多著名的养生学家，进一步丰富和完善了中医养生学的内容，并使养生学得到更大范围的发展。在这一时期，中医养生保健专著的撰辑和出版是养生学史的鼎盛时期，其发展之迅速和传播之广泛，在历史上是空前的。另外，从14世纪末至19世纪上半叶期间，由于中外交通的发展，中外医学交流活动日益频繁，有养生专著被译成外文出版发行，西方医药学在中国更广泛地传播，这对我国养生学的发展都有一定的促进作用。

### 一、重视“命门”和“治形宝精说”

至明代，随着命门学说的发展，出现了以赵献可、张景岳为代表的温补派，他们反对滥用寒凉药物，主张用温补药物峻补命门。

赵献可认为命门真火乃人身之宝，其在《医贯·内经十二官论》中说：“余有一譬焉，譬之元宵鳌山之走马灯，拜者、舞者、飞者、走者，无一不具，其中间唯是一火耳。火旺则动速，火微则动缓，火熄则寂然不动，而拜者、舞者、飞者、走者，躯壳未尝不存也。”

张景岳提出：“阳强则寿，阳衰则夭”的论点，指出：“欲知所以生死者，须察乎阳，亲阳者，察其衰与不衰；欲知所以存亡者，须察乎阴，察阴者，察其坏与不坏，此保生之本法也。”其重视命门，在理论上较赵献可全面。张景岳认为，阳气阴精之根本皆在命门，指出：“命门主乎两肾，而两肾皆属于命门。故命门者为水火之府，为阴阳之宅，为精气之海，为死生之窦，若命门亏损，则五脏六腑皆失所恃，而阴阳病变无所不至。”“即如阴胜于下者，原非阴盛，以命门之火衰也；阳胜于标者，原非阳盛，以命门水亏也。水亏其源，则阴虚之病迭出；火衰其本，则阳虚之证迭生。”因此，张景岳特别注重用甘温固本法预防疾病。这在当时滥用寒凉，败胃伤阳，致成时弊的情况下，是有重要意义的。与此同时，张景岳还辩证地阐述了形与神、形与生命的关系，明确提出养生之要在于治形宝精的主张。张景岳所论之形，实指精血而言。他认为形赖精血为养，养精血即所以养形。明确提出：“善养生者，必宝其精。”指出了节欲保精的重要性。另外，他又鲜明地提出了“中年修理”以求振兴的卓越见解。中年时期是人体由盛而衰的转折时期，这种强调中年调养、求复振兴的思想，对于防止早衰、预防老年病具有积极的意义。

## 二、综合调养发展了养生方法

明清时期的养生家对于养生理论的认识，都有了进一步的深化。尽管在精气神的保养上各有侧重，但都强调全面综合调理，尤其重视调理方法的研究和阐述。

### 1. 调养五脏法

李中梓的《寿世青编》在调神、饮食、保精等方面提出了养心说、养肝说、养脾说、养肺说、养肾说，为五脏调养的完善作出了一定贡献。高濂的《遵生八笺》从气功角度提出了养心坐功法、养肝坐功法、养脾坐功法、养肺坐功法、养肾坐功法，又对心神调养、四时调摄、起居安乐、饮馔服食及药物保健等方面做了详细论述，极大地丰富了调养五脏学说。明末医家汪绮石著《理虚元鉴》，对虚劳病机、论治大法、预防措施都自成体系，主张肺脾肾三脏俱重。汪绮石认为：“治虚有三本，肺、脾、肾是也。肺为五脏之天，脾为百骸之母，肾为性命之根，治肺治脾治肾，治虚之道毕矣。”尤其是对虚劳的预防提出了六节、七防、四护、三候、二守、三禁的原则，这对抗老保健亦有很大意义。

2. 药饵、饮食保健法

药饵学说在明清时期进入了鼎盛时期，万密斋、龚廷贤、李时珍等医家继承了前人的成就，在理论和方药的运用原则和方法上都有所阐发和提高，对药饵养生形成比较完整的体系作出了贡献。万密斋的《养生四要》指出："无阳则阴无以长，无阴则阳无以化，阴阳互用，如五色成文而不乱，五味相济而得和也。凡养生却邪之剂，必热无偏热，寒无偏寒；温无聚温，温多成热，凉无聚凉，凉多成寒。阴则奇之，阳则偶之，得其中和，此制方之大旨也。"这种中和平衡既济的制方原则，对老年的药饵养生有直接指导意义。万密斋认为这种保健方法要从中年开始，未老先防，保健重点在于调补脾肾。同时，还提出了老年用药禁忌。

龚廷贤在《寿世保元》中主张：老年保健用药应"温而不热，清而下寒，久服则坎离既济，阴阳协和，火不炎而神自清，水不滋而精自固，平补之圣药也。"并对老年人的药饵摄生提出了两个原则：一是调补脾胃；二是提倡与血肉有情之品合用，补益气血，填精补髓，以健身抗老，延年益寿，首推鹿茸、鹿角，配合人参、地黄、枸杞、二冬、黄柏等制方。

李时珍的《本草纲目》对于药饵和食养的论述也极为丰富，提供了有关饮食药物养生的丰富资料，书中还收集了许多食疗方法。李时珍推崇东垣脾胃之说，主张老年人应培补元气，调理脾胃，升发清阳，多用温补之剂，以延年益寿。

3. 综合调理法

明清时期的养生保健专书很多，多是强调综合调理，且要简要易行。冷谦撰著的《修龄要旨》是一部内容丰富的气功与养生保健专书，详细论述了四时起居调摄、四季却病、延年长生、八段锦导引法、导引却病法等，书中多以歌诀形式介绍养生要点及具体方法，易于领会实行。万密斋的《养生四要》，提出了"寡欲、慎动、法时、却病"的养生原则，对于违反这些原则而产生的疾病，皆列有药物救治方法。吴师机所撰的《理瀹骈文》是一部物理治疗专书。吴师机提倡膏、药外贴等理疗法，如引嚏、坐药、药浴等。他认为外治之理同内治之理，可以收到与内服汤丸相同的效果。他还认为养生保健不能单纯依赖药饵，如果注意调节生活起居、陶治性情，对健康则更有益处。吴师机在外治保健方面为养生学开辟了一条新的门径。

## 三、防病保健强调动静结合

虽然在先秦时期就已初步提出了动静结合的养生方法，但动静结合的养生理论和方法，则在明清时期才进一步明确地提出来。李梴在《医学入门》中指出："精神极欲静，气血极欲动。"提出静养精神、动养形体的辩证关系。方开的《摩腹运气图考》（又名《延年九转法》）指出："天地本乎阴阳，阴阳主乎动静，人身一阴阳也，阴阳一动静也。动静合宜，气血和畅，百病不生，乃得尽其天年。"人身之阴需要静，人身之阳需要动，从而提出了静以养阴，动以养阳的主张。人体要保持"阴平阳秘"的健康状态，就必须动静适宜，切忌过动过静，否则就会造成阴阳偏颇，导致疾病。

清代养生家曹庭栋虽认为"养静为摄生首务"，但他却很重视动以养生的重要作用。如在《老老恒言·导引》指出："导引一法甚多，如八段锦、华佗五禽戏、婆罗门十二法、天竺按摩诀之类，不过宣畅气血，展舒筋骸，有益无损。"并创"卧功、坐功、立功三项"，以供老年锻炼之用。《老老恒言》载有散步专论，对散步的作用和要求等做了较为全面的论述。例如：闲暇"散步所以养神"、睡前"绕室行千步，始就枕"，"是以动求静"，有助于睡眠，强调了动静结合的重要性。

## 四、提倡动形养生发展导引武术

明代以后，由于武术的发展和《道藏》的成书，又推动了导引术的进步和发展。《遵生八笺》载有八种导引，除在国内广为流传外，并于1895年译成英文发行于国外。明代罗洪先所撰《仙传四十九方》载录华佗"五禽图"最为详尽，并指出："凡人身体不安，作此禽兽之戏，汗出，疾即愈矣。"说明了导引保健的重要作用。清代沈金鳌《杂病源流犀烛》卷首中列有"运动规法"，包括导引、气功和按摩等，这些方法多摘自明代曹士珩所撰《保生秘要》一书。可见，导引保健具有很高的实用价值。

在明清时期，静功和动功与武术的结合，又促进了太极拳的发展，使其以独特的风格流传于国内外，深受人们喜爱，在养生保健中发挥了积极的作用。鸦片战争之后，卫国保家和练功健身的思想兴起，专论气功、导引、武术之著作也随之增多，其中比较突出的如敬慎山房彩绘二十四幅《导引图》，将气功、导引、按摩熔为一炉，用于养心练精、补虚、防治疾病和强身益寿，有较高的实用价值。由于武术流派的空前发展，形成了练功习武的时尚，使武术健身得到了很大范围的普及。

### 五、重视颐养老年人

明清时期的养生专著大都涉及老年人的养生和长寿问题，而且还出现不少养老专著，如《安老怀幼书》《老老恒言》等。曹庭栋根据自己的长寿经验，参阅了三百多家的养生著作，著成《老老恒言》一书。该书针对老年人的特点进行了全面的论述，内容具体而实用，继承和发扬了中医养生学，为中医老年医学作出了重要贡献。龚廷贤的《寿世保元》和龚居中的《万寿丹书》亦有发挥之处。

明清时期的养生专著还有袁黄的《摄生三要》、胡文焕的《寿养丛书》、河滨丈人《摄生要义》、息斋居士《摄生要语》、皆春居士《食色绅言》、冯曦《颐养诠要》、王祖源《内功图说》、尤乘《寿世青编》等，均对养生保健作出了一定贡献。

## 第六节　近现代振兴时期

在近代，中医学在中华人民共和国成立以前受到排斥、限制，其发展遇到了严重的阻力，中医养生学的发展亦如此。近年来，随着医学模式的转变，养生学受到了越来越多的关注，医学科学研究的重点已开始从临床医学逐渐转向预防医学和康复医学，传统的养生学得到更加迅速的振兴和发展，传统文化中优秀的养生文化正在被重新挖掘和运用，出现了蓬勃向上的新局面。

### 一、建立养生保健科研机构

20世纪50年代末60年代初，我国就系统地开展现代老年病学研究，成立了老年研究室。近年来全国各地又相继成立老年病防治研究所（室）及老年保健委员会等组织机构，广泛开展老年病防治的科研活动。为了适应形势的需要，普遍建立了中医养生研究院（所）及养生保健健康中心，全面研究养生保健的理论和方法，有效地指导人们的健康保健活动。与之相适应的旅游、温泉养生等休闲保健和康复疗养产业迅速发展，促使我国传统养生康复理论和方法广泛的应用。

## 二、理论研究不断取得进展

近几十年来，我国不断探索衰老与长寿的奥秘，进行流行病学调查及老年病学基础和临床研究，各方面的工作都不断取得新进展。对于抗衰老的理论研究，从中医延年学说和现代科学的角度进行多方面的探索，提出了各种各样的衰老学说和延年益寿的方法，从不同角度和深度反映了衰老本质，对养生保健具有重要指导意义。不仅如此，有关科研单位对我国传统养生保健方法使用现代科学方法进行研究，如对气功、太极拳的作用机制的研究，对抗衰老药物和饮食等方面的研究等。

## 三、培养中医养生保健专业人才

为了提高全民素质，改善全民健康状况，我国采取多层次、多渠道、多形式的措施和方法培养人才，建立中医养生保健体系。首先培养养生保健专业复合型人才，部分全国中医药高等院校设置了中医养生康复专业，大部分中医药院校开设了养生、营养、美容、推拿按摩等选修课程，亦有不少非医药专业的院校也开设了养生保健的相关课程。其次，国家相关主管部门从职业工种角度培养专业技能人才，如营养师、保健按摩师、养生师、生活美容师等，增加养生保健专业技能从业人员，提高健康服务行业的专业水平。与此同时，开展社会性普及健康教育，普及推广中医传统体育运动项目，如太极拳、太极剑、导引保健功等，开办多种培训班、养生康复班、营养保健培训等。

## 四、形成养生保健社会化

在当前多元社会经济文化背景下，全社会出现了养生热潮，人们对养生保健的自主意识日益增强。近几十年来，大量的历代养生名著相继校注出版。又在整理古代文献、总结临床经验、结合现代研究的基础上，对养生理论和方法进行系统的整理，先后编著出版了大量的养生专著和科普读物，翻译出版了国外有关养生保健的书刊，特别是普及养生保健的科普期刊。同时，各种新闻媒体广泛宣传养生保健知识，普及健康教育，提高全民族素质和全社会的健康水平。

## 复习思考题

1. 试述上古时期的养生思想。
2. 试述《周易》的核心思想。
3. 试述道家的养生思想。
4. 试述儒家的养生思想。
5. 试述《黄帝内经》的养生思想。
6. 试述张仲景的养生思想和孙思邈的养生思想。
7. 试述金元四大家的养生思想。

# 第三章 中医养生学的寿夭观念

【知识目标】

1. 掌握生命、天年的概念。
2. 熟悉中医对衰老的认识。
3. 了解早衰的原因。

【能力目标】

树立正确的中医养生寿夭观念。

中医养生学主张从综合分析的角度去看待生命和生命活动，肯定人体生、长、壮、老、已的自然生命发展规律，以保持生命活动的动静互涵、平衡协调为基本准则，认识生命、尊重生命，要求人们用持之以恒的精神，自觉、正确地运用中医养生保健的知识和方法，颐养天年。

## 第一节 生命观

生命是具有生长、发育活力，并按自然规律发展变化的过程。生、长、壮、老、已，是人类生命的自然规律。探索生命的规律，对于中医养生学来说，有着极为深远的意义。

### 一、生命的本源

中医对生命的认识，其实也是中国传统文化对生命的认识。中国传统文化中虽然也有一些譬如女娲造人的神话传说，但从根本上来讲，中国的整体文化包括中医在内，没有关于生命是神造的或者是神赋予的这样一种观念，而是认为生命来源于天地之气。天地之元气是生命的本源。《素问·天元纪大论》说："太虚廖廓，肇基化元……生生化化，品物咸章。"认为生命物质是宇宙中的"太虚元气"，在天、地、日、月、水、火相互作用下，由无生命的物质演变化生出来的。《素问·宝命全形论》说："人以天地之气生，四时之法成。"是说人类生命的起源，源于天、地、日、月，其中主要源于太阳的火和地球的水。同时，人类还要适应四时阴阳变化的规律才能发育成长。

## 二、生命的组成

《素问·生气通天论》说："……生之本，本于阴阳。"由此可以看出，中医认为生命的根本就是阴阳。"阳化气，阴成形"，而生命过程就是不断地化气与成形的过程，即有机体同外界进行不断的物质交换和能量交换的过程。化气与成形，是生命的本质。

气既是构成人体的基本物质，又是人体的生命动力。另外，精、血、津液亦是构成人体及促进人体生长发育的基本物质。《灵枢·经脉》说："人始生，先成精，精成而脑髓生，骨为干，脉为营，筋为刚，肉为墙，皮肤坚而毛发长。"

生命的维持还离不开神，《灵枢·天年》说："失神者死，得神者生。"可见，神的得失关系到生命的存亡。从人体来说，神是机体生命活动的总称，整个人体生命活动的外在表现无不属于神的范围，它包括精神意识、运动、知觉在内，以精血为物质基础，是气血阴阳对立的两个方面共同作用的产物。

人体的生命活动，是以体内脏腑阴阳气血为依据的，脏腑阴阳气血平衡，人体才会健康无病，不易衰老，寿命才能得以延长。

## 三、生命的运动形式

"人之生，气之聚也；聚则为生，散则为死"。人的存在就是气的集聚，气聚就是生，气散就是死。生命物质运动变化的形式是气机，即气的升降出入。在生理上，人体脏腑经络的功能活动无不依赖于气机的升降出入，如肺的宣发与肃降，脾的升清与胃的降浊，心肾的水火相济，都是气机升降出入运动的具体体现。在预防疾病方面，要保持人体气机升降正常，才能抗御邪气侵犯，预防疾患的发生。

## 第二节　天年与寿命

### 一、天年

天年，指人的自然寿命，即天赋的年寿。人的生命是有一定期限的，古代养生家、医家认为在“百岁”到“百二十岁”之间。《素问·上古天真论》说：“尽终其天年，度百岁乃去。”《尚书·洪范》说：“寿，百二十岁也。”《养身论》亦说：“上寿百二十，古今所同。”事实上，120岁的天年期限与一般的长寿调查资料相符，自古至今超过这一生理极限的例子还是比较少的。

### 二、寿命

寿命是指从出生经过发育、成长、成熟、老化以至死亡前机体生存的时间，通常以年龄作为衡量寿命长短的尺度。一般计算年龄的方法又可分为两种：一种是时间年龄，又称历法年龄，是指人出生以后经历多少时期的个体年龄，我国常配以生肖属性，以出生年份来计算其岁数，一般由虚岁或足岁计算。另一种是生物学年龄，是表示随着时间的推移，其脏器的结构和功能发生演变和衰老情况。在生物学上又可分为生理年龄与解剖年龄，前者取决于生长时期的长短，而后者取决于脏器功能及结构的变化过程。由于每个人的先天性遗传因素与后天性环境等因素不同，时间年龄和生物学年龄有时不完全相同。

此外，还有“心理年龄”，所谓“心理年龄”是指由社会因素和心理因素所造成的人的主观感受的老化程度，即主观感受年龄，也称“社会心理年龄”。

## 第三节　衰　老

### 一、衰老的概念

衰老是指随着年龄的增长，机体脏腑组织器官的功能全面地逐渐降低的过程。探讨衰老的概念、原因和衰老时的生理、病理改变，以及防止衰老的措施，是十分重要的。

衰老可分为两类，即生理性衰老及病理性衰老。生理性衰老系指随年龄的增长到成熟期以后所出现的生理性退化，也就是人体在体质方面的年龄变化，这是一切生物的普遍规律。病理性衰老，是由于内在或外在的原因使人体发生病理性变化，使衰老现象提前发生，也称为早衰。

## 二、衰老的生理因素

中医学在对衰老原因的认识上，非常重视脏腑功能和精气神的作用，又强调阴阳协调对人体健康的重要意义。

**1. 肾阳亏虚**

肾为先天之本，人的生长、发育、衰老与肾的关系极为密切。《素问·上古天真论》中“女子七七”“丈夫八八”的论述，即是以肾气的自然盛衰规律，来说明人体生长、发育、衰老的过程与先天禀赋的关系，从而提示衰老的关键在于肾气的盛衰。

**2. 脾胃虚衰**

脾胃为后天之本，水谷皆入于胃，五脏六腑皆禀气于胃。若脾胃虚衰，饮食水谷不能被消化吸收，人体所需要的营养得不到及时补充，便会影响机体健康，从而加速衰老，甚至导致死亡。《内经》明确指出阳明为多气多血之经，而“阳明脉衰，面始焦、发始堕”是衰老的开始表现。

**3. 心脏虚衰**

心藏神，主血脉，《素问·灵兰秘典论》称其为“君主之官”。心为生命活动的主宰，协调脏腑、运行血脉。心气虚弱，会影响血脉的运行及神志功能，从而加速衰老，故中医养生学尤其重视保护心。认为“主明则下安，以此养生则寿……主不明则十二官危”。

**4. 肝脏衰惫**

肝藏血，主疏泄，在体为筋，关系到人体气机的调畅，具有贮存和调节血量的作用。如《素问·上古天真论》说：“七八，肝气衰，筋不能动。”即说明人体衰老的标志之一——活动障碍，是由肝虚而引起的。

**5. 肺脏衰弱**

肺主一身之气，《素问·六节藏象论》说：“肺者，气之本。”肺气衰，全身机能都会受到影响，出现不耐劳作、呼吸及血液循环功能逐渐减退等衰老表现。

### 6. 精气衰竭

精气是人体生命活动的基础，人的四肢、九窍和内脏的活动以及人的精神思维意识，都是以精气为源泉和动力的。因此，尽管人体衰老的因素繁多，表现复杂，但都必然伴随着精气的病变，精气虚则邪凑之，邪势猖獗则精损之，如此恶性循环则病留之。《素问·阴阳应象大论》说："年四十，而阴气自半也，起居衰矣；年五十，体重、耳目不聪明矣；年六十，阴痿、气大衰、九窍不利、下虚上实、涕泣俱出矣。"具体阐述了由于阴精阳气的亏损，人体会发生一系列衰老的变化。

### 7. 阴阳失调

阴阳的盛衰是决定寿命长短的关键，保持阴阳运动平衡状态是延年益寿的根本。《素问·阴阳应象大论》中就明确指出人的衰老同阴阳失调有关，即"能知七损八益，则二者可调，不知用此，则早衰之节也"。

## 三、早衰的原因

### 1. 遗传因素

王充在《论衡·气寿》中说："强寿弱夭，谓禀气渥薄也……夫禀气渥则其体强，体强则寿命长；气薄则其体弱，体弱则命短，命短则多病寿短。""先天责在父母"，先天禀赋强则身体壮盛，精力充沛，不易变老。反之，先天禀赋弱则身体憔悴，精神萎靡，衰老就会提前或加速。

### 2. 社会因素

《素问·疏五过论》说："故贵脱势，虽不中邪，精神内伤，身必败亡。"指出社会地位的急剧变化，会给人带来精神和形体的衰老。

### 3. 自然环境

《素问·五常政大论》说："高者其气寿，下者其气夭。"高，是指空气清新，气候寒冷的高山地区；下，是指平原地区。因为"高者气寒"，生物生长缓慢，生长周期长，寿命也就长。而"下者气热"，生物生长较快，寿命就相应短促。

### 4. 七情太过

长期的精神刺激或突然受到剧烈的精神创伤，超过人体生理活动所能调节的范围，就会引起体内阴阳气血失调，脏腑经络的功能紊乱，从而导致疾病的发生，促进衰老的来临。

5. 劳逸失度

《素问·上古天真论》说："以妄为常……故半百而衰也。"明确指出，将妄作妄为当做正常的生活规律，到50岁时就已明显衰老了。

复习思考题

1. 生命的概念是什么？
2. 天年的概念是什么？
3. 试述中医对衰老的认识。
4. 试述早衰的原因。

# 第四章　中医养生学基本原则

**【知识目标】**

1. 掌握中医养生需要遵循的原则。
2. 熟悉“生气通天”理论的具体内容。
3. 了解动静互涵的理论内涵。

**【能力目标】**

通过对中医养生原则的掌握，进而指导养生实践。

## 第一节　天人相应

天地之间，宇宙之中，一切生命活动与大自然息息相关，这就是“天人相应”的思想。

### 一、生气通天

人与自然具有相通、相应的关系，不论四时气候、昼夜晨昏，还是日月运行、地理环境，各种变化都会对人体产生影响。

#### （一）四时变化与人体的关系

自然界四时气候变化对生物和人体的影响是最大的，而且是多方面的。

**1. 四时与情志**

《素问》有“四气调神”之论。《素问直解》指出：“四气调神者，随着春夏秋冬四时之气，调肝心脾肺肾五脏之神志也。”

**2. 四时与气血**

《素问·八正神明论》说："天温日明，则人血淖液而卫气浮，故血易泻，气易行，天寒日阴，则人血凝泣而卫气沉。"

**3. 四时与脏腑经络**

《内经》有"肝旺于春""心旺于夏""脾旺于长夏""肺旺于秋""肾旺于冬"之治。《素问·四时刺逆从论》又指出："春气在经脉，夏气在孙络，长夏在肌肉，秋气在皮肤，冬气在骨髓中。"

**4. 四时与发病**

四时气候有异，每一季节各有不同特点，因此除了一般疾病外，还有季节多发病，如春季多温病、秋季多疟疾等。

### （二）昼夜晨昏与人体的关系

一天之内随昼夜阴阳消长进退，人体的新陈代谢也发生相应的改变。《灵枢·顺气一日分十四时》说："以一日分为四时，朝则为春，日中为夏，日入为秋，夜半为冬。"虽然昼夜寒温变化的幅度并没有四季那样明显，但对人体仍有一定的影响。因此，《素问·生气通天论》说："故阳气者，一日而主外，平旦人气生，日中而阳气隆，日西而阳气已虚，气门乃闭。"说明人体阳气白天多趋向于表，夜晚多趋向于里。由于人体阳气有昼夜的周期变化，对人体的病理变化亦有直接影响。

### （三）日月星辰与人体的关系

人体的生物节律不仅受太阳的影响，而且还受月亮盈亏的影响。《素问·八正神明论》说："月始生，则血气始精，卫气始行；月郭满，则血气实，肌肉坚；月郭空，则肌肉减，经络虚，卫气去，形独居。"说明人体生理的气血盛衰与月亮盈亏直接相关。因此，《素问·八正神明论》提出"月生无泻，月满无补，月郭空无治"的原则。满月时，人头部气血最充实，内分泌最旺盛，容易激动。西医学研究证实，妇女的月经周期变化、体温、激素、性器官状态、免疫功能和心理状态等都以一个月为周期。

### （四）地理环境与人体的关系

地理环境的不同和地区气候的差异，在一定程度上也影响着人体的生理活动。例如，南方多湿热，人体腠理多疏松；北方多燥寒，人体腠理多致密。若一旦易地而居，需要一个适应过程。《素问·异法方宜论》说："东方之域……其民皆黑色疏理。其病皆为痈疡，其治宜砭石……西方者……其民华食而脂肥，故邪不能伤其形体，其病生于内，其治宜毒药……北方者……其民乐野处而乳食，脏寒生满病，其治宜灸焫……南方者……其民嗜酸而食 ，故其民皆致理而赤色，其病挛痹，其治宜微针……中央者……其民食杂而不劳，其病多痿厥寒热，其治宜导引按 者……"由于地域环境的不同，人们的体质和疾病情况也不一样。因此，要根据具体情况，做出不同的处理。

综上所述，中医养生学在"生气通天"的观念指导下，将人体看成是与天相应相通的、精气神三位一体的、以五脏为核心的有机整体。人的生命活动与天地大自然是密切联系在一起的。

## 二、顺应自然和主观能动作用

天地、四时、万物对人的生命活动都要产生影响，在自然界的大系统中要达到自身平衡，首先是顺应自然规律，利用各种条件为自身服务。

**1. 遵循自然界正常的变化规律**

顺应四时气候变化规律，是养生保健的重要环节。《灵枢·本神》指出："智者之养生也，必顺四时而适寒暑，和喜怒而安居处，节阴阳而调刚柔，如是僻邪不至，长生久视。"《吕氏春秋·尽数》亦指出："天生阴阳寒暑燥湿，四时之化，万物之变，莫不为利，莫不为害。圣人察阴阳之宜，辨万物之利，以便生，故精神安乎形，而寿长焉。"这就是说，顺应自然规律并非被动的适应，而是采取积极主动的态度，首先要掌握自然变化的规律，以期防御外邪的侵袭。因此，中医养生学的"天人相应"观体现了以人为中心的环境观念和生态观念的思想。

**2. 发挥人的主观能动性**

养生强调天人相合，突出人的主观能动作用。"我命在我不在天"，强调生命之存亡、年寿之长短，不是决定于天命，而是取决于自身。后世的养生家充分发挥人的主观能动性，以主动进取的精神去探索和追求人类的健康长寿，在把握自身生命自由的思想影响下，多方采撷，创造了许多养生方术，如食养、服气、外丹、内丹、房中术等。

## 三、人与社会的统一

《素问·气交变大论》说："上知天文，下知地理，中知人事，可以长久。"这里明确将天文、地理、人事作为一个整体看待。人不仅是自然的一部分，而且是社会的一部分，不仅有自然属性，更重要的还有社会属性。人体和自然环境是辩证统一的，人体和社会环境也是辩证统一的。所谓社会环境，包括社会政治、社会生产力、生产关系、经济条件、劳动条件、卫生条件、生活方式以及文化教育、家庭结构等各种社会联系。社会环境一方面供给人们所需要的物质生活资料，满足人们的生理需要，另一方面又形成和制约着人们的社会和心理活动，影响着人们生理和心理上的动态平衡。一旦人体-社会稳态失调，就可以导致疾病。因此，医学和疾病与社会状况有密切的关系。

# 第二节 形神合一

形神合一主要在于说明心理与生理的对立统一、精神与物质的对立统一、本质与现象的对立统一等。

## 一、形神合一的生命观

### （一）神为生命之主

"形神合一"构成了人的生命，神是生命的主宰。人的生命活动概括起来可分为两大类：即以物质、能量代谢为主的生理性活动；另一类是精神性活动。在人体统一整体中，起统帅和协调作用的是心神。只有在心神的统帅调节下，生命活动才表现出各脏器组织的整体特性、整体功能、整体行为、整体规律。人类的精神活动是相当复杂的，中医用"五神"（神、魂、魄、意、志），"五志"（怒、喜、思、忧、恐）等概念加以概括，并在长期的生活实践和医疗实践的基础上，用"五行学说"与五脏联系起来，认为这些精神活动是脏腑的功能表现，而且都是在"心神"的主宰下进行的。

### （二）形为生命之基

神以形为物质基础，只有具备了人的形体结构，才能产生精神活动。关于形体与精神的关系，《灵枢·本神》说：“肝藏血，血舍魂……脾藏营，营舍意……心藏脉，脉舍神……肺藏气，气舍魄……肾藏精，精舍志。”这不仅阐明了精、气、营、血、脉是“五神”的物质基础，而且说明了五脏的生理功能与“五神”活动的关系。五脏藏精化气生神，神接受外界刺激而生情，神活动于内，情表现于外，这就是五脏与神、情的密切关系。

### （三）生命存在的基本特征

从本原上说，神生于形，但从作用上说，神又主宰形，形与神的对立统一便形成了人体生命这一有机统一体。《灵枢·天年》说：“血气已和，营卫已通，五脏已成，神气舍心，魂魄毕具，乃成为人。”只有血气、五脏、精神、魂魄毕具，才会表现出生命力。

### 二、形神共养

形神共养，不仅要注意形体的保养，而且还要注意精神的摄养，才能使形体健壮、精力充沛。二者相辅相成、相得益彰，从而身体和精神都得到均衡统一的发展。中医养生学的养生方法很多，但从本质上看，归纳起来不外“养神”与“养形”两大部分，即所谓“守神全形”和“保形全神”。养神和养形有着密切的关系，二者不可偏废，要同时进行。“守神全形”和“保形全神”是在“形神合一”理论推导下，对立统一规律在养生学中的运用，其目的是为了达到“形与神俱，而尽终其天年”。

## 第三节 动静互涵

### 一、动静互涵的理论内涵

动和静，是物质运动的两个方面或两种不同表现形式。人体生命运动始终保持着动静和谐的状态，维持着动静对立统一的整体性，从而保证了人体正常的生理活动功能。宇宙间的一切事物的变化，无不是阴阳相互对应的作用，在阴阳交错往来中，阴退阳进，阳隐阴显，相互作用，相反相成，生化不息。动与静互为其根，无静不能动，无动不能静，阴静之中已有阳动之根，阳动之中自有阴静之理，说明动静是一个不可分割的整体。

### 二、生命体的动静统一观

生命体的发展变化始终处在一个动静相对平衡的自身更新状态中。事物在平衡、安静状态下，其内部运动变化并未停止。当达到一定程度时，平衡就要破坏而呈现新的生灭变化。正如《素问·六微旨大论》所言："岐伯曰：成败倚伏生乎动，动而不已，则变作矣。帝曰：有期乎？岐伯曰：不生不化，静之期也。帝曰：不生不化乎？岐伯曰：出入废则神机化灭，升降息则气立孤危。故非出入，则无以生长壮老已；非升降，则无以生长化收藏。"人体的生理活动、病理变化、诊断治疗、预防保健等，都可以用生命体的动静对立统一观去认识问题、分析问题、指导实践。

### 三、动静结合的摄生保健

运动和静养是我国传统养生防病的重要原则。"生命在于运动"是人所共知的保健格言，说明运动能锻炼人体各组织器官的功能，促进新陈代谢，增强体质，防止早衰。但这并不表明运动越多越好、运动量越大越好。也有人提出"生命在于静止"，认为躯体和思想的高度静止是养生的根本大法，以静养生的思想更符合人体生命的内在规律。老庄学派强调静以养生，重在养神；而《吕氏春秋》中则主张动以养生，重在养形。他们在养生方法上虽然各有侧重，但本质上都提倡动静结合、形神共养。只有做到动静兼修、动静适宜，才能"形与神俱"达到养生的目的。

## 第四节 协调平衡

"协调"，是指调节人体自身的生理功能状态及其与外在环境之间的相互关系。所谓"平衡"有两层意思：一是指机体自身各部分间的正常生理功能的动态平衡；二是指机体功能与自然界物质交换过程中的相对平衡。协调平衡是中医养生学的重要理论之一。

### 一、协调平衡与生命活动

中医养生学从阴阳对立统一、相互依存的观点出发，认为脏腑、经络、气血、津液等，必须保持相对稳定和协调，才能维持"阴平阳秘"的正常生理状态，从而保证机体的生存。

人体生命运动的过程也就是新陈代谢的过程。在这个过程中，人体内多种多样的新陈代谢都是通过阴阳协调完成的。体内的各种矛盾，如吸收与排泄、同化与异化、酶的生成与灭活、酸碱的产生和排泄等，都在对立统一的运动中保持相对协调平衡，而且贯穿生命运动过程的始终，从而使机体内环境因素都相对稳定在一定的生理范围内，保持人体阴阳动态平衡。与此同时，人体通过阴阳消长运动和自然界进行物质交换，摄取周围环境的物质，如水、空气、食物等供应机体需要；又将机体产生的废物排出体外，维持人与自然界的协调平衡。所以，人体就是一个阴阳运动协调平衡的统一整体，人生历程就是一个阴阳运动平衡的过程。

## 二、协调平衡与养生方法

掌握生命活动的规律，围绕燮理阴阳进行养生保健，使其达到阴阳平衡，乃是中医养生理论的关键所在。

五行学说认为，世界上的一切事物都是由木、火、土、金、水五种基本物质之间的运动变化而生成的，而且在五行之间存在着相生和相克的“生克制化”联系，从而维持着自然界的生态平衡和人体生理的协调平衡。研究证明，人的生命活动过程中，由于新陈代谢失调，体内某些元素积累过多，或某些元素不足，出现元素平衡失调，导致疾病和早衰。当前许多非感染性疾病大多与元素平衡失调有关。例如：危害人类健康最大的心血管病和癌症的发生与体内物质交换平衡失调密切相关。有些地方病，如甲状腺肿是由缺碘所致，克山病因缺硒所致。医疗实践证明，科学地进行饮食保健，可有效防治许多非感染性疾病。强化某些微量元素亦可预防或改善许多地方病。平衡保健理论研究认为，在人生不同年龄阶段，要根据不同的生理特点，及时研究体内元素的平衡保健，开发、制作相应的保健饮食，纠正体内元素的失调，维持体内各种元素的协调平衡，将会有益于人类的健康。

生命经常处于对称、协调、动态、稳定、平衡状态。人体的对称失调、失衡、失稳是导致生理功能低下和早衰、疾病的重要原因。因此，健康活力获得的关键在于调节和调动自身产生的积极因素，克服对称失调，达到协调平衡。

## 第五节 正气为本

中医养生学特别重视保养人体正气、增强生命活力和适应自然界变化的能力，以达到健康长寿的目的。

### 一、正气是生命之根

人体疾病的发生和早衰的根本原因，就在于机体正气的虚衰。正气旺盛，是人体阴阳协调、气血充盈、脏腑经络功能正常、卫外固密的象征，是机体健壮的根本所在。因此，历代医家和养生家都非常重视护养正气。人体诸气得养，脏腑功能协调，使机体按照一定规律生化，则正气旺盛，精力充沛，健康长寿；若正气虚弱，则精神不振，多病早衰。一旦人体生理活动的动力源泉断绝，生命运动也就停止了。因此，保养正气乃是延年益寿之根本大法。

人体正气又是抵御外邪、防病健身和促进机体康复的最根本要素，疾病的过程就是“正气”和“邪气”相互作用的结果。正气不足是机体功能失调发生疾病的根本原因。《素问·刺法论》说：“正气存内，邪不可干。”正气充盛，可保持体内阴阳平衡，更好地适应外界变化，故保养正气是养生的根本任务。

### 二、保养正气重在脾肾

保养正气，就是保养精、气、神。从人体生理功能特点来看，保养精、气、神的根本在于护养脾肾。《医宗必读·脾为后天之本论》说：“故善为医者，必责其本，而本有先天后天之辨。先天之本在肾，肾应北方之水，水为天一之源。后天之本在脾，脾应中宫之土，土为万物之母。”在生理上，脾肾二脏关系极为密切，脾气健运，必借肾阳之温煦；肾精充盈，有赖脾所化生的水谷精微的补养。要想维护人体生理功能的协调统一，保养脾肾至关重要。调养肾精的方法，要从多方面入手，节欲保精、运动保健、导引补肾、按摩益肾、食疗补肾、药物调养等。通过调补肾气、肾精，可以协调其他脏腑的阴阳平衡。肾的精气充沛，有利于元气运行，增强身体的适应调节能力，更好地适应自然变化。调养脾胃的方法很多，如饮食调节、药物调养、精神调摄、针灸按摩、气功调养、起居劳逸调摄等，皆可达到健运脾胃、调养后天、延年益寿的目的。

## 第六节　经络畅通

### 一、经络畅通的作用

经络是气血运行的通道。只有经络通畅，气血才能川流不息地营运于全身。只有经络通畅，才能使脏腑相通、阴阳交贯、内外相通，从而养脏腑、生气血、布津液、传糟粕、御精神，以确保生命活动顺利进行，新陈代谢旺盛。所以说，经络以通为用，经络通畅与生命活动息息相关。一旦经络阻滞，则影响脏腑协调，气血运行也受到阻碍。因此，《素问·调经论》说："五脏之道，皆出于经隧，以行血气，血气不和，百病乃变化而生。"畅通经络往往作为一条养生的指导原则，贯穿于各种养生方法之中。

### 二、畅通经络原则的运用

一是活动筋骨，以求气血通畅。太极拳、五禽戏、八段锦、易筋经等，都是用动作达到"动形以达郁"的锻炼目的。活动筋骨，则促进气血周流，经络畅通。气血脏腑调和，则身健而无病。

二是开通任督二脉，营运大、小周天。在气功导引法中，有"开通任督二脉，营运大、小周天"之说。任脉起于胞中，循行于胸、腹部正中线，总任一身之阴脉，可调节阴经气血；督脉亦起于胞中，下出会阴，沿脊柱上行，循行于背部正中，总督一身之阳脉，可调节阳经气血。任督二脉的相互沟通，可使阴经、阳经的气血周流，互相交贯。《奇经八脉考》指出："任督二脉，此元气之所由生，真气之所由起。"因而，任督二脉相通，可促进真气的运行，协调阴阳经脉，增强机体的新陈代谢。由于任督二脉循行于胸腹及背部，二脉相通，则气血运行如环周流，故在气功导引中称为"周天"，因其仅限于任督二脉，并非全身经脉，故称为"小周天"。在小周天开通的基础上，周身诸经脉皆开通，则称为"大周天"。所以谓之开通，是因为在气功、导引诸法中，要通过意守、调息以促使气血周流，打通经脉。一旦大、小周天能够通畅营运，则阴阳协调，气血平和，脏腑得养，精充、气足、神旺，则身体健壮而不病。"开通任督二脉，营运大、小周天"的养生健身作用都是以畅通经络为基础的，由此也可以看出，畅通经络这一养生原则的重要意义。

## 第七节 综合调养

### 一、综合调养的作用

人是一个统一的有机体，无论哪一个环节发生了障碍，都会影响整体生命活动的正常进行。所以，养生必须从整体着眼，注意到生命活动的各个环节，全面考虑，综合调养。综合调养的内容，不外乎人与自然的关系及脏腑、经络、精神情志、气血等方面。具体地说，大致有顺四时、慎起居、调饮食、戒色欲、调情志、动形体及针灸、推拿按摩、药物养生等诸方面内容。综合调养作为养生的指导原则之一，主要是告诫人们养生要有整体观念。

### 二、综合调养原则的应用

**1. 养宜适度**

养生能增进健康、益寿延年，但在实际调养过程中也要适度。无论哪种养生方法，适度是一个十分重要的问题。所谓适度，就是要恰到好处。简言之，就是养不可太过，也不可不及。过分注意保养，则会瞻前顾后，不知所措，稍劳则怕耗气伤神；稍有寒暑之变，便闭门不出，以为食养可益寿，便强食肥鲜，恐惧肥甘厚腻而节食少餐，如此等等。以上方式虽然意求养生，但却因养之太过而受到约束，这也不敢，那也不行，不仅于健康无益，反而有害。所以，养生应该适度，按照生命活动的规律，做到恰到好处，才能真正达到“尽终其天年”的目的。

**2. 养勿过偏**

综合调养亦应注意不要过偏。过偏大致有两种情况：一是认为“补”即是养，于是饮食则强调营养，食必进补；起居则强调安逸，以静养为第一；为求得益寿延年，还以补益药物为辅助。当然，食补、药补、静养都是养生的有效措施，但用之偏颇而忽略了其地方面，也会影响健康。食补太过则营养过剩，药补太过则会发生明阳偏盛，过分静养、只逸不劳则动静失调，都会使机体新陈代谢失调。另一种情况是认为“生命在于运动”，只强调“动则不衰”，而使机体超负荷运动，消耗大于供给，忽略了动静结合、劳逸适度，同样会使新陈代谢失调，虽然主观愿望是养生益寿，但结果往往事与愿违。所以，综合调养主张动静结合、劳逸结合、补泻结合、形神共养。要从机体全身着眼进行调养，不可失之过偏，过偏则失去了养生的意义，虽有益寿延年的愿望也很难达到预期的目的，不仅无益，反而有害。

**3. 审因施养**

综合调养在强调全面、协调、适度的同时，也强调养宜有针对性。所谓审因施养，是指要根据实际情况，具体问题具体分析，不可一概而论。一般说来，可因人、因时、因地不同而分别施养。

## 第八节　持之以恒

养生保健不仅要方法合适，而且要坚持不懈，只有持之以恒地进行调摄，才能达到养生的目的。

### 一、养生贯穿一生

在人的一生中，各种因素都会影响寿命，故养生必须贯穿人生的始终。我国古代养生家非常重视整体养生法。金元时期著名医家刘完素提出人一生"养、治、保、延"的摄生思想。明代张景岳特别强调胎孕养生保健和中年调理的重要性，其在《类经》中指出："凡寡欲而得之男女，贵而寿，多欲而得之男女，浊而夭。"告诫为人父母者胎儿期常为一生寿夭强弱的决定性时期，应当高度重视节欲，以保全精血，造福后代。刘完素在《素问病机气宜保命集》指出："人欲抗御早衰，尽终天年，应从小入手，苟能注重摄养，可收防微杜渐之功。"根据小儿的生理特点，提出："其治之之道，节饮食，适寒暑，宜防微杜渐，用养性之药，以全其真。"张景岳主张小儿多要补肾，通过后天作用补养先天不足。保全真元对中年人有重要意义。人的成年时期是一生中精力最旺盛的阶段，根据这一特点，刘完素认为："其治之之道，辨八邪，分劳逸，宜治病之药，当减其毒，以全其真。"这种"减毒"预防伤正思想，对于抗御早衰具有重要作用。张景岳更强调指出："人于中年左右，当大为修理一番，则再振根基，尚余强半。"通过中年期的调理修整，为进入老年期做好准备。人到老年，生理功能开始衰退，刘完素指出："其治之之道，顺神养精，调腑和脏，行内恤外护。"旨在内养精、气、神，外避六淫之邪，保其正气，济其衰弱。对于高龄之人，可视其阴阳气血之虚实，有针对性地采取保健措施。刘完素指出：“其治之之道，餐精华，处奥庭，燮理阴阳，周流和气，宜延年之药，以全其真。”根据高年之生理特点，适当锻炼，辅以药养和食养，有益于延年益寿。古人的这种整体养生思想比较符合现代对人体生命和养生的认识。

## 二、练功贵在精专

中医养生保健的方法很多，要根据自身的具体情况，合理选择。并且要做到专一、精练，切忌见异思迁、朝秦暮楚。每一种功法都有自身的规律，专一精练能强化生命运动的节律，提高生命运动的有序化程度。如果同时练几种功法，对每一种功法都学不深远，则起不到健身作用。而且各种功法的规律不完全相同，互有干扰，会影响生命活动的有序化，身体健康水平不可能提高。

“药无贵贱，中病者良；法无优劣，契机者妙”。练功要想有益健康，就得遵循各种功法的自身规律，循序渐进，坚持不懈，不可急于求成。只要有正确的态度，做到“三心”（即信心、专心、恒心），掌握正确的方法，勤学苦练，细心体会，一定能达到强身、健身的效果。

## 三、养生重在生活化

提倡养生生活化，就是要积极主动地将养生方法融于日常生活的各个方面。作、息、坐、卧、衣、食、住、行等必须符合人体生理特点、自然和社会的规律，才能为工作、学习和健康带来更多的益处。总之，养生是人类之需、社会之需，日常生活中处处都可以养生，只要将养生保健的思想深深扎根于生活之中，掌握科学的健身方法，就可做到防病健身、祛病延年，提高健康水平。

**复习思考题**

1. 中医养生的原则有哪些？
2. 生气通天理论的内容是什么？
3. 如何理解动静互涵的理论。
4. 如何理解形神合一的生命观念。

# 第五章 健康与亚健康

【知识目标】

1. 掌握亚健康的诊断。
2. 熟悉健康与亚健康的概念。
3. 了解健康与亚健康形成及发展概况。

【能力目标】

掌握亚健康的中医辨证。

健康与亚健康状态研究是21世纪健康和疾病预防研究领域的热点问题。在过去相当长的时间内，人们只是关注疾病的认识、诊断和治疗，忽略了从人的健康状态出发，研究和判断疾病的发生发展趋势。对疾病的欲发或始发阶段——“亚健康”状态的研究不仅具有现实意义，而且还体现了科技进步和时代特征。本章从历史的角度回顾人类对健康、亚健康状态的认识，总结并提出亚健康的概念、临床表现和诊断标准，为今后基础和临床研究提供理论依据。

## 第一节 健康概述

### 一、健康的概念

#### （一）健康概念的提出

健康是人类社会生存发展的一个基本要素，没有健康就一事无成，健康问题既属于个人问题又属于社会问题，健康是人们共同追求的目标。不同时代对健康概念的诠释受到历史条件的制约，随着科学的发展和时代的更迭，对健康的认识亦逐渐变化。20 世纪 50 年代以前，人们对健康的理解仅仅局限于“不生病”的生理观念上，普遍认为健康就是没有疾病，有病就是不健康。20 世纪 50 年代以后，随着科技发展和生活水平的提高，人们开始关注生活质量，重视心理因素的致病作用，对健康概念的理解越来越深入。现代健康观对健康衡量标准不仅仅是指四肢健全无病，还要求精神上有一个完好的状态（表 5－1）。

**表 5－1　健康概念的形成过程**

| 出版物名称 | 提出年代 | 观点 |
|---|---|---|
| 《世界卫生组织宪章》 | 1948 年 | 健康不仅为疾病或羸弱之消除，而系体格、精神与社会之完满健康状态 |
| 《阿拉木图宣言》 | 1978 年 | 健康不仅是疾病与体虚的匿迹，而且是身心健康、社会幸福的总体状态 |
| 《保健大宪章》 | 1984 年 | 健康不仅是没有疾病和虚弱症状，而且包括身体、心理和社会适应能力的完整状态 |
| 《保健大宪章》 | 1992 年 | 健康四大基石：合理膳食、适当运动、良好的生活习惯、平衡心理 |

### （二）健康概念的内涵

躯体健康、心理健康、社会适应良好三个方面都健全，才是完全健康的人。其中躯体健康指人体生理功能正常。心理健康指人格完整、情绪稳定，积极情绪多于消极情绪，自我感觉良好，有良好的自控能力，能保持心理上的平衡，有自尊心，自爱自信而且有自知之明，在所处的环境中有充分的安全感，能保持正常的人际关系，对未来有明确的生活目标，切合实际地不断进取，有理想和事业上的追求。社会适应良好指一个人心理活动和行为能适应当时复杂的环境变化，为他人所理解接受；同时不以损害他人利益来满足自己的需求，有辨别真伪、善恶、荣辱和美丑等是非观念，能按照社会认同规范的准则约束支配自身的行为，能为人们的幸福作出贡献。

### （三）健康概念的特性

**1. 健康概念的时间性**

在社会发展的不同时期，对于不同的群体或个体，健康的概念都是不断发展变化的，不能用同一标准来衡量。健康不能由主观或客观的东西来决定，群体健康是代表各时代的总体健康水平，是一种理想状态，其衡量标准取决于当时的科技水平和对人体病理状态的认识深度，目前人们以主观表现和客观认识相结合来综合理解健康。

**2. 健康概念的动态性**

健康是一个动态的概念，是机体维持动态平衡的过程，健康与疾病同处在一个轴线上，在健康与疾病之间不存在明确的界限。医学界称健康为第一状态，就是维持身体健康、心理健康和社会适应良好三者之间的和谐，即健康状态。但是健康状态的维持也是最难的，任何一种不良因素的干扰，都会打破原有的平衡而陷入不健康的状态，因此健康是动态变化的，在人的一生当中，一直维持身体、精神、社会的绝对完好状态是不可能的，完好健康状态是相对而言、随时变化的。

**3. 健康概念的地域性**

不同的国家、地区，人们有着不同的健康概念和标准。应根据国家、地区的不同，理解其可能达到的良好状态，逐步建立理想的健康标准。

## （四）健康评价

过去，人们认为健康就是没有疾病，在这一健康概念的指导下，习惯从疾病的概念出发来评价个体或群体的健康状态，对于疾病防治措施的有效性评价采用发病率、患病率、病死率、生存率等统计指标，对患病个体采用痊愈、显效、好转、无效等指标，这些评价指标测量健康状况是必要的，但未能表达健康的全部内涵，对健康的评价必须纳入个体对其健康状况的主观评价和期望的内容。

健康评价的主要手段是健康测量，健康测量是对健康概念及与健康有关的事物或现象进行量化的过程，即依据一定的规则，根据被测对象的性质或特征，用量化的指标反映健康及与健康有关的事物或现象。随着科学技术的不断提高，健康测量逐渐从单一的躯体健康测量走向对多维度的躯体、心理、社会、主观满意度等的测量；从对组织器官的客观状况的测量走向对个体主观体验和满意度的测量；从对负向健康测量走向对正向和负向两方面的测量；从以患病或死亡为终点的测量走向以患病后个体的功能状况和社会适应能力为终点的测量。

## 二、中医学对健康的认识

中医学认为，健康的含义是无疾病，以寿命长短和机体的活动能力来判断。在认识群体健康状态时，正如《素问·上古天真论》中记载："上古之人，春秋皆度百岁，而动作不衰；今时之人，年半百而动作皆衰者……"在对健康状态的判断上，各年代都遵从《黄帝内经》的思想，认为人是一个有机的整体，并与社会、自然环境息息相关，人体的生命活动是在内外环境作用下，多种因素相互作用而维持的一种动态的、相对平衡的过程。平衡即健康，失衡即为疾病。

### （一）中医对健康状态的描述

正常状态下，人体生理活动及其与外界环境处于相互协调的动态平衡之中，即所谓"阴平阳秘"乃是"健康"，形容为"平人"。平人的判断是通过观察症状、舌象、脉象而实现。《黄帝内经》对"平人"的描述非常详细，而且四季各有变化特征。《素问·平人气象论》云："黄帝问曰：平人何如？岐伯对曰：人一呼脉再动，一吸脉亦再动，呼吸定息脉五动，闰以太息，命曰平人。平人者，不病也。常以不病调病人，医不病，故为病人平息以调之为法……平人之常气禀于胃，胃者，平人之常气也……"而且，四季的正常脉象和异常脉象各有不同特点："夫平心脉来，累累如连珠，如循琅玕，曰心平，夏以胃气为本……平肺脉来，厌厌聂聂，如落榆荚，曰肺平，秋以胃气为本……平肝脉来，耎弱招招，如揭长竿末梢，曰肝平，春以胃气为本……平脾脉来，和柔相离，如鸡践地，曰脾平，长夏以胃气为本……平肾脉来，喘喘累累如钩，按之而坚，曰肾平，冬以胃气为本。"详细描述了如何区别正常脉象的特征，并强调"人以胃气为本"的观点。

### （二）中医摄生与健康状态的维持

中医对健康状态的维持非常重视，《黄帝内经》开篇即论"摄生"。《素问·上古天真论》云："昔在黄帝，生而神灵，弱而能言，幼而徇齐，长而敦敏，成而登天。乃问于天师曰：余闻上古之人，春秋皆度百岁，而动作不衰；今时之人，年半百而动作皆衰者，时世异耶，人将失之耶？岐伯对曰；上古之人，其知道者，法于阴阳，和于术数，食饮有节，起居有常，不妄作劳，故能形与神俱，而尽终其天年，度百岁乃去。……夫上古圣人之教下也，皆谓之虚邪贼风，避之有时，恬惔虚无，真气从之，精神内守，病安从来？”由此可见，中医学对养生保健的重视。其中，中医在养生保健防病过程中讲究“异法方宜”“天人相应”“四时更替”“五运六气”等，保持健康状态的基本方法是顺应环境气候的特点，即不同地域人的健康标准不同，维持健康状态所需的客观条件和人的饮食习惯均不同；人的健康与天气变化有关，受四季气候变化影响，所以要随四季特点而采取不同的养生方法；另外，不同年份的气候变化有一定规律和特点，对人体健康有一定的影响，与疾病发生有内在的联系，应及时了解本年度的气候特点，做好防病的准备。

《素问·四气调神大论》讲述了不同季节的养生原则：“春三月，此谓发陈，天地俱生，万物以荣，夜卧早起，广步于庭，被发缓形，以使志生，生而勿杀，予而勿夺，赏而勿罚，此春气之应，养生之道也。逆之则伤肝，夏为寒变，奉长者少。夏三月，此谓蕃秀，天地气交，万物华实，夜卧早起，无厌于日，使志无怒，使华英成秀，使气得泄，若所爱在外，此夏气之应，养长之道也。逆之则伤心，秋为痎疟，奉收者少，冬至重病。秋三月，此谓容平，天气以急，地气以明，早卧早起，与鸡俱兴，使志安宁，以缓秋刑，收敛神气，使秋气平，无外其志，使肺气清，此秋气之应，养收之道也。逆之则伤肺，冬为飧泄，奉藏者少。冬三月，此谓闭藏，水冰地坼，无扰乎阳，早卧晚起，必待日光，使志若伏若匿，若有私意，若已有得，去寒就温，无泄皮肤，使气亟夺，此冬气之应，养藏之道也。逆之则伤肾，春为痿厥，奉生者少……逆春气，则少阳不生，肝气内变。逆夏气，则太阳不长，心气内洞。逆秋气，则太阴不收，肺气焦满。逆冬气，则少阴不藏，肾气独沉。夫四时阴阳者，万物之根本也。所以圣人春夏养阳，秋冬养阴，以从其根，故与万物沉浮于生长之门。逆其根，则伐其本，坏其真矣。故阴阳四时者，万物之终始也，死生之本也，逆之则灾害生，从之则苛疾不起，是谓得道。”

另外，中医学认为，健康状态的判断还必须与个体的具体情况相结合进行考虑，如年龄、性别以及生理状态的不同阶段，健康标准是不同的，要全面考虑。

# 第二节 亚健康概述

## 一、亚健康的概念

### （一）亚健康概念的提出

亚健康状态是20世纪后的医学新视角，是人们在身心、情感方面处于健康与疾病之间的健康低质量状态与体验，又称“次健康”“病前状态”“亚临床状态”“第三状态”或“灰色状态”。亚健康状态是非器质性改变或未确诊为某种疾病，但身体出现功能上的变化的状态。最早在20世纪80年代中期，前苏联学者N. 布赫曼通过对世界卫生组织有关健康的定义和标准及其他一些相关研究发现，生活中有许多人处于一种非病非健康的中间状态。20世纪90年代中期我国学者王育学首次提出了“亚健康”这个名称。1996年，“亚健康”概念首见于《健康报》，认为在健康与非健康二者之间，机体存在着一种非此非彼的状态，即亚健康状态。1998年，在第二届亚健康学术研讨会上，提出亚健康状态的英文名称；于2001年修正为“sub－health”（SH）。亚健康概念的产生，是现代医学对健康的界定与近代医学从局部结构与特异病因对疾病界定的结合（表5－2）。

表5－2 亚健康概念的形成过程

| 学者或出版物名称 | 提出年代 | 观点 |
| --- | --- | --- |
| N. 布赫曼 | 20世纪80年代中期 | 提出介于疾病和健康的中间状态称为“第三状态”，也称“灰色状态”“中间状态”“临床前期”“亚临床状态” |
| 王育学 | 20世纪90年代中期 | 首次提出“亚健康”这个名称，定义亚健康为介于健康和疾病的中间状态，在相当高水平的医疗机构经系统检查和单项检查，未发现疾病，而病人自己确实感觉到了躯体和心理上的种种不适 |
| 《健康报》 | 1996年 | “亚健康”概念首见于专业报刊，认为在健康与非健康之间，机体存在着一种非此非彼的状态，即亚健康状态 |
| 第二届亚健康学术研讨会 | 1998年 | 提出亚健康状态的英文名为“sub－health state”（SHS） |
| 第八届亚健康学术研讨会 | 2001年 | 亚健康的英文名被修正为“sub－health”（SH） |

### （二）亚健康概念的内涵

世界卫生组织（WHO）提出的有关健康的概念为：健康不仅仅是没有疾病和不虚弱，而且是身体上、心理上和社会适应能力上三方面的完美状态。与此相对应，亚健康是人体处于健康和疾病之间的一种状态。处于亚健康状态者，不能达到健康的标准，表现为一定时间内的活力降低、功能和适应能力减退的症状，但不符合现代医学有关疾病的临床或亚临床诊断标准。

亚健康介于健康与疾病之间，其概念很宽泛，我们对亚健康的定义采取现代医学对疾病定义的方法进行描述，实质上采用的是排除法。临床上存在以疲乏无力、学习困难、肌肉关节酸楚疼痛、心悸胸闷、头晕头痛、记忆力下降、睡眠异常、情绪低落、烦躁不安、人际关系紧张、社会交往困难等种种躯体或心理不适症状，通过运用现代仪器或方法检测却未发现阳性指标，或者虽有部分指标的改变，但尚未达到现代医学疾病的诊断标准，这种处于健康和疾病之间的状态称为亚健康。

亚健康是处于疾病与健康之间的一种中间状态，健康、亚健康、疾病这几种状态都是动态发展、互相转化的，不是一成不变的，但亚健康如何与疾病及健康状态进行界定，其主要特征是什么，在时间上如何限定，其转归如何，目前尚未形成统一。因此，加强亚健康概念和内涵的研究，对于提高人群健康意识和防治水平显得十分重要和迫切。

## 二、亚健康的范畴

根据亚健康的定义可知，亚健康的范畴也是宏观而模糊的，西医学描述亚健康状态涉及的范畴主要有以下几方面：①身心上不适应的感觉所反映出来的种种症状，如疲劳、虚弱、情绪改变等，其状况在相当时期内难以明确。②微生态失衡状态。③与年龄不相适应的组织结构或生理功能减退所导致的各种虚弱表现。④某些疾病的病前生理病理学改变。

因此，亚健康状态涉及的医学范畴有以下可能性：①某种或某些疾病的临床前状态（如高血压、高血脂、糖尿病、肿瘤、肥胖等），可进一步向该疾病发展。②某些疾病经治愈后仍存在的各种虚弱与不适。③人体处于衰老时期，由于组织结构老化及生理功能减退所导致的各种虚弱表现。④机体身心功能的轻度失调，存在相对独特的表现特征，其发生机理尚未明确，多与西医学的各种“综合征”有关。⑤身心上不适应的感觉所反映出来的种种症状，其状况在相当时期内难以明确。

### 三、中医学对亚健康的认识

根据中医学理论，健康是指机体内部的阴阳平衡，以及机体与外界环境之间的平衡。健康意味着形体、精神心理与环境适应的完好状态。阴阳对立制约，互根互用，相互转化，消长平衡，处在永恒的运动之中。因此，健康是一个动态的概念。亚健康的发生，是机体的“阴平阳秘”正常生理平衡被破坏，引起阴阳失调、气血失调、脏腑功能失和，发生的原因多见于先天不足、劳逸失度、起居不慎、饮食不当、情志不遂、年老体衰等因素。《黄帝内经》中就已经提出了“治未病”的预防思想，《素问·四气调神大论》指出：“故圣人不治已病治未病，不治已乱治未乱……夫病已成而后药之，乱已成而后治之，譬犹渴而穿井，斗而铸锥，不亦晚乎！”因此，亚健康虽属现代新概念，但其理念早在古代就有体现。由于中医关于“病”的概念，涵盖了西医学的疾病和亚健康状态，所以中医“治未病”中的“病”不仅仅是指西医学所言“病”的概念，其中包含了一部分不能达到西医疾病诊断的亚健康状态。中医关于“治未病”的含义可以概括为以下几个方面：①未病养生，防病于先。②欲病救萌，防微杜渐。③已病早治，防其传变。④瘥后调摄，防其复发。

中医学的“未病”不完全等同于西医学的亚健康，但是可以应用中医学“治未病”的理论干预治疗。

## 第三节　亚健康的流行病学调查

亚健康的流行特点及不同人群的亚健康发生因素、表现特征是亚健康研究的重要内容之一，也是进行人群亚健康预防及干预的基础。从目前文献看，国外大规模、规范的有关亚健康流行病学调查的研究报道很少。国内虽然开展了一些亚健康的区域性调查，但由于缺乏统一的评判标准，导致报道结果很不一致，且较系统规范的调查尚不多见。本节总结国内几组亚健康人群的区域调查结果，对亚健康流行病学特点进行概括，阐述不同人群的亚健康发生原因及表现特征。

## 一、亚健康的流行特点

**1. 区域性亚健康发生率**

通过对不同城市亚健康发生率的调查研究发现，北京、上海、广东等地区的亚健康发生率明显高于其他地区，而且北京更是高居首位。

**2. 亚健康的年龄特征**

通过对不同年龄阶段亚健康发生率的调查研究发现，中青年人群的亚健康发生比例大于其他人群。尤其是30～50岁之间的人群亚健康发生率最高。

**3. 亚健康的性别特点**

国内众多学者对亚健康发生的性别特征进行研究，结果不完全一致。但多数研究报道显示，女性亚健康的发生率要高于男性。

**4. 亚健康发生的职业特征**

通过对不同的职业群体进行问卷调查表明，教师、学生、医务工作者等从事脑力劳动较多的人员亚健康发生率明显高于其他人群体。

## 二、不同亚健康人群的表现特点及相关因素分析

处于不同年龄阶段、从事不同职业的人群因其生活经历、社会地位的不同，承受的社会和生活的责任和义务不同，加之生理、心理、社会交往对象及范围等方面的差异，使得不同人群亚健康状态的表现各有特点。

### （一）不同年龄人群亚健康表现特点及相关因素分析

**1. 老年人**

老年人的生理机能逐渐衰退，应激能力、承受心理负担和心理压力的能力都有所降低，加之社会角色的变化，社会地位、工作和生活方式的改变，以及子女长大成人离开家庭，老年人不再被看做“生产力”人群，在家庭和社会中的权威性在很大范围内减弱，甚至丧失，被排斥在众多经济和社会活动之外。再者，传统观念与现代观念之间的强烈反差，使老年人很难接受社会的一些新生事物，对社会的适应能力相对减弱。许多老年人感到茫然、无助、无所适从，产生烦躁、抑郁、焦虑情绪，缺乏生活兴趣和满足感，出现心理或生理问题，可表现为不同程度的孤独、自卑、空虚、失眠、易怒、反应迟钝、情绪低落等精神心理症状，以及失眠、不同部位的疼痛、躯体性疲劳等躯体症状。

鉴于老年人的生理状况，其慢性病的发生率相对较高，亚健康状态常与疾病并存或重叠，一定程度上影响对其亚健康状态的有效判断，不利于对其亚健康状态的干预。在这种情况下，应仔细分析老年人表现的症状与已患疾病之间的关系，如高血压病人血压已控制在正常或良好范围内，心功能不全者心功能已控制在Ⅰ级以下，但相应症状仍存在，应考虑这些症状可能为亚健康的表现。

**2. 中年人**

有关研究显示，中年人群的亚健康发生率较高。中年人正面临着事业发展阶段，又是家庭的经济支柱，同时肩负着照顾亲人的重担，这种双重压力使得中年人繁忙劳碌，心理压力大。另外，中年时期也是个人事业和家庭的动荡期，会面临失业、家庭裂解等压力，同时社会交往的增加，使得中年人在社会交际方面耗费精力。由于很少有时间与他人交流，中年人内心世界的封闭使其陷入孤独的心境中，这种孤独感日久会滋生一系列心理问题，如心绪的起伏不定；而紧张、压抑的情绪导致中年人焦虑、烦躁和健忘。中年人繁忙劳碌的同时，很少有放松身心的机会，生活起居没有规律，体力和脑力消耗超过生理和心理的承受范围，久而久之导致躯体疲劳、失眠、不同部位的疼痛等身体不适。因此，中年人的躯体亚健康和心理亚健康均表现较为突出。

**3. 青少年**

青少年正面临着升学、就业等一系列问题，处于角色转换时期，心理上承受着各种应激刺激和压力，且在意志、品格、思想及观念方面处于发展阶段，对于学业、工作乃至爱情方面的变化还没有良好的心理承受能力，相对来说处于比较浮躁阶段。因此，在遇到应激事件或长期刺激后，青少年会出现焦虑、抑郁、恐惧等心理症状表现。加之青少年自恃精力充沛，不在乎身体及心理健康，喜欢追求自由自在的生活，容易养成不良的生活习惯，久而久之对身体健康造成很大的伤害。再者，青少年很少与人交流，且爱幻想，往往喜欢一些虚拟的、不真实的生活，如沉迷网络等，加之自我意识较强，故对社会的适应性相对较弱。所以，青少年容易出现生理、心理、社会适应等方面的亚健康表现。

而一些未步入社会的中学生，身心正处于发展时期，世界观、人生观、价值观正在形成，对事物是非功过的判断正处于朦胧期，极易受外界因素的影响，同时还承受着来自学校和家庭的压力，常常担心功课和考试成绩能否满足家长和老师的要求，面临升学的压力。此外，来自家庭负面的影响，教育体制中的重知识学业、轻体育锻炼和人文培育的弊端，都造成中学生亚健康状态的出现，如精神不振、情绪不稳定、烦躁、注意力不集中及压抑感等心理亚健康表现。此外，中学生正处于身体发育阶段，如果没有良好的营养和睡眠，会对身体造成不良影响，出现躯体亚健康表现。另外，家庭和社会不良因素的影响及缺乏正确的引导，还会导致中学生在道德意识上的偏差，从而出现社会适应能力差等表现，如对事物认识上的偏差，对他人无信任感，对事物或情感过度敏感，在世界观、人生观、价值取向上存在着不利于自己和社会发展的偏差等。

## （二）不同职业人群的亚健康发生率及相关因素分析

近些年，我国开展了某一职业人群的亚健康调查，这些研究调查结果可为针对职业特征预防和干预亚健康提供依据。

**1. 教师**

有调查表明，教师的亚健康发生率较高。

首先，教师所承担的多重角色带来的心理冲突是造成教师心理亚健康状态的重要原因。教师的工作性质决定其要扮演多重角色，而教师作为社会生活中的普通一员，又要承担多种社会角色。多方位的角色转换如果处理不当，就会造成教师心理矛盾和冲突。

其次，工作繁重、工作压力过大是造成教师心理和躯体亚健康状态的主要原因。调查中，多数教师认为工作长期超负荷、任务重、压力大，甚至下班后也不能彻底放松。教师要经常备课、批改作业，导致不少教师生活不规律，生活方式不科学，缺乏运动，睡眠不足。另外，由于人事制度改革的不断推进，对教师的从业要求相应提高，各种检查、评比、培训、考核、考试等，使教师疲于应对。而社会对教师的要求和期望过高，导致教师思想负担重，亦是影响教师心理健康的一个原因。

再者，教师由于工作繁忙，无暇与他人沟通、交流，负面情绪长期得不到释放，或是家庭因素的影响，都可导致教师身心疲惫，出现亚健康状态。

**2. 医务工作者**

医务工作是充满高度压力的职业，尤其是医生、护士更是如此。调查研究显示，医生和护士亚健康状态的发生率高于其他医务工作者，且随着年龄的增长，其亚健康的发生率逐渐增高。在医学高速发展的今天，各种各样新的检查手段和治疗方法被广泛应用于临床，这给医生和护士带来了更多的治疗和护理工作量，同时也提出了新的挑战，医务工作者在完成工作之余，必须不断充实自己。而且患者或家庭自我保护意识及法律意识的提高，对医务工作者提出更高的工作要求，以便能随时应对病情的突然变化。加之医务工作者需要经常值夜班，常常睡眠不足、生活不规律等，这些都是导致亚健康发生的因素。

**3. 军人**

军人亚健康问题已引起社会的关注，一些研究者对军人的亚健康发生率及相关因素做了调查。

新兵和老兵相比，新兵亚健康状态发生率较高，其症状多表现为心理、行为异常等方面。对于新兵来说，来到一个完全陌生的环境，接受艰苦的训练，难免有各种各样的压力及焦虑情绪。而一些从事科研、航天、远洋、空气动力、兵器试验等工作的军人和长期在戈壁、深山、远航部队等特殊环境下生活工作的军人，承受着超常的生理负荷和心理压力，很容易出现生理和心理方面的亚健康状态，表现为精神状态不佳、应激能力下降、工作效率降低等。

另有研究报道，在军人群体中，飞行员处于亚健康状态的比例较大，高于新兵及其他人群。这与其所处的特殊环境有很大关系。飞行员长期高空作业、活动受限、精神紧张、饮食难以规律，体力、脑力、心理负荷较大。另外，长时间的飞行训练，与社会及家庭隔离，单调的航空训练亦可导致相应的心理和生理改变。随着飞行年限的增加，各种致病因素的累积增加，这可能就是导致军人亚健康状态随着年龄增加而增多的原因之一。

**4. 学生**

学生的亚健康问题不容忽视。在对学生进行问卷调查中发现，大学生、中学生的亚健康发生率较高，女学生亚健康发生率高于男学生。学生存在不同程度的疲惫不堪、体力不支、精力不足、精神不振、记忆力减退、注意力不集中、失眠多梦、烦躁、易激动、食欲不振等表现。

导致学生亚健康状态的因素归纳起来主要包括以下几个方面：

（1）由于社会的进步、科学技术的发展，对个人能力的要求越来越高。社会、家庭都对孩子赋予过高的期望，许多家长由于经历坎坷，失去了许多原本属于他们的机遇，希望在孩子身上实现梦想。肩负两、三代人希望的学生，自然心身疲惫，不堪重负。

(2) 如今，大部分学生生长在独生子女家庭，家庭的过分溺爱与放纵，使其从小就有一种优越心理，做事容易以自我为中心，很少考虑他人。加之生活等各个方面长期依赖家人，在各种能力表现上往往缺乏独立性，遇到挫折和矛盾不能有效调整和解决，容易导致心理受挫。

(3) 均衡、全面的营养是身体生长发育的物质基础，也是增强体质、提高健康水平的必要条件。调查显示，我国学生的营养现状是营养过剩与营养失衡同时存在。这也是导致学生出现躯体亚健康的重要原因。

(4) 研究表明，学生的亚健康状态形成还与遗传基因、免疫功能缺陷、卫生条件差、体育锻炼不足、水源污染、空气污染、噪音污染和电磁波辐射等因素有关。

**5. 其他人群**

我国曾对机关工作人员和外来务工人员的亚健康发生率及相关因素进行研究报道。研究显示，年龄相对大、学历相对低的被调查者，亚健康的发生率相对较高。吸烟、饮酒、工作压力大、不参加体育锻炼与亚健康的发生相关。研究还显示，被调查人群亚健康的发生与结婚与否、睡眠时间、工作时间、加班时间以及工作是否有压力、居住环境等因素有关。

从诸多亚健康发生率及相关因素的调查研究来看，亚健康状态已在许多职业人群中出现，而其发生也与生理状况、心理状况、社会、环境等诸多因素有关，在许多情况下是诸多因素综合作用的结果。这给亚健康的有效干预带来了一定的困难，同时也提示我们，躯体与心理的综合调理是干预亚健康状态的有效方法。

## 第四节 亚健康的诊断

### 一、亚健康的诊断标准

躯体性亚健康大多以个人主观感受为主，无阳性体征，实验室指标检测多为阴性，故在诊断上有一定难度，目前国际上采用的生物学诊断标准主要有症状标准诊断法、量化诊断法、MDI 健康评估法等。

#### (一) 症状标准诊断法

亚健康状态是机体在无器质性病变情况下的一些功能性改变，其主诉症状多种多样且不固定，美国疾病控制与预防中心制定了相应的诊断标准，主要包括以下3个方面：

1. 持续或反复出现的原因不明的严重疲劳，病史不少于6个月，且目前患者职业能力、接受教育能力、个人生活及社会活动能力较患病前明显下降，休息后不能缓解。

2. 同时至少具备下列8项中的4项：

（1）记忆力或注意力下降。

（2）咽痛。

（3）反复头痛。

（4）肌肉疼痛。

（5）多发性关节痛。

（6）劳累后肌肉痛。

（7）颈部僵直或腋窝淋巴结肿大。

（8）睡眠质量不佳，醒后不轻松。

3. 排除下述的慢性疲劳：

（1）原发病的原因可以解释的慢性疲劳。

（2）临床诊断明确，但在现有的医学条件下治疗困难的一些疾病持续存在而引起的慢性疲劳。

### （二）量化诊断法

在明确亚健康诊断前，一定要排除器质性疾病，这就需要进行综合量化分析。综合量化分析的主要手段是医学检查。医学检查可分为一级检查和二级检查。一级检查即一般的体格检查，如果没有明显的症状，一级检查不能查出病因时，可用二级检查。如运动实验、脑电图、24小时动态血压检测、标准量表的心理状态测试。还可采用微观手段进行个体化体检，如机体免疫细胞功能检测、血液超高倍形态检查、与疾病相关的DNA和基因PCR检查等，都能发现人体微小的生理改变。如果各项检查结果基本为正常、正常高值或临界状态，任何一种临床症状持续6个月以上又难以确诊时，即应诊断为亚健康。

### （三）MDI健康评估法

许多学者用世界流行的MDI健康评估法对亚健康状态进行定量研究。该方法采取百分制，对应于世界卫生组织的健康定义进行综合评价。根据被测者的实际检测状况逐项打分，其标准是85分以上为健康状态，70~85分为亚健康状态，70分以下为疾病状态。MDI检测项目主要有对心血管疾病检测及中风预报、恶性肿瘤征象提示、脏器病变提示、血液及过敏提示、体内污染测定、内分泌系统检查、肢体损害探测、服药效果探测等躯体性指标，以及几年来增加的心理和社交障碍指标。

近年来，国外推出了一种名为“亚健康诊断仪”的医学仪器，主要对被测者的生命整体情况、精力的储备、人体的反应能力进行检测，并进行处理分析，从而作出诊断指示和治疗建议。

附：亚健康自测

下面介绍一种亚健康自测方法，以便个人对身体健康状况进行把握，但确诊需要找专业人士进行。

1. 疲劳，休息后不缓解。
2. 饮食、消化、二便异常。
3. 精神状态、工作效率低下。
4. 不明原因的器官、肢体疼痛。
5. 全身持续多处不适，无法确诊具体疾病，治疗没有明显效果。

## 二、亚健康的中医辨证

中医辨证，是将四诊收集的资料、症状和体征，通过分析、综合，辨清疾病的原因、性质、部位和邪正之间的关系，从而作出正确的诊断。辨证的核心是证，是论治的前提和依据。证是中医学特有的概念，是疾病发生及发展过程中某一特定阶段的状态性描述。亚健康状态可以通过中医辨证的方法进行辨识。关于亚健康状态的常见中医证候，目前尚存在一定的争议。鉴于目前对亚健康状态的中医辨证分型没有统一的规范，中华中医药学会在2006年出版的《亚健康中医临床指南》中，对亚健康状态辨证分型进行了整理归纳，总结为8种类型，用以指导亚健康状态中医临床辨证和调摄。8种证候类型分别为肝气郁结证、肝郁脾虚证、心脾两虚证、肝肾阴虚证、肺脾气虚证、脾虚湿阻证、肝郁化火证、痰热内扰证。其中，心脾两虚证是亚健康状态最常见的证候类型（表5-3）。

表5－3 亚健康状态中医辨证分型

| 辨证分型 | 证候表现 | 治法 |
| --- | --- | --- |
| 肝气郁结 | 胸胁满闷，善太息，周身窜痛不适，时发时止，急躁易怒，咽喉异物感，月经不调，痛经，舌苔薄白，脉弦 | 疏肝解郁 |
| 肝郁脾虚 | 胸胁满闷，情绪低落或急躁易怒，神疲乏力，食欲不振，脘腹胀满，便溏不爽，舌淡红或暗，苔白或腻，脉弦细或弦缓 | 疏肝健脾 |
| 心脾两虚 | 心悸失眠，胸闷，气短乏力，自汗，头晕头昏，食欲不振，脘腹胀满，便溏，舌淡苔白，脉细弱 | 健脾养心 |
| 肝肾阴虚 | 腰膝酸软，眩晕耳鸣，失眠多梦，潮热盗汗，月经不调，遗精早泄，舌红少苔，脉细数 | 滋补肝肾 |
| 肺脾气虚 | 胸闷气短，疲乏无力，自汗畏风，易感冒，腹胀便溏，食欲不振，舌淡苔白，脉细弱 | 健脾益肺 |
| 脾虚湿阻 | 神疲乏力，四肢困重，困倦多寐，食欲不振，腹胀便溏，舌淡苔白腻，脉沉细或缓 | 健脾祛湿 |
| 肝郁化火 | 头痛，眩晕，耳鸣，失眠多梦，胸胁胀满，口苦咽干，急躁易怒，舌红苔黄，脉弦数 | 疏肝理气，清热泻火 |
| 痰热内扰 | 心悸，心烦，失眠多梦，焦虑不安，便秘，舌红苔黄腻，脉滑数 | 清热化痰 |

## 复习思考题

1. 亚健康的内涵是什么？
2. 亚健康的诊断标准有哪些？
3. 亚健康的中医辨证分型有哪些？

# 第六章 常用中医养生方法

【知识目标】

1. 掌握精神养生的内涵；掌握起居有常的重要性及方法；掌握睡眠的方位与姿势；掌握饮食养生的作用和原则。

2. 熟悉五禽戏、八段锦、保健功的动作要领；熟悉冷水浴的原则和禁忌。

3. 了解睡眠的机理及影响睡眠的因素；了解运动养生机理；了解浴身养生分类；了解各部位养生的操作方法。

【能力目标】

掌握中医养生各种常用方法，并能应用于日常保健。

## 第一节 精神养生

精神养生，就是在“天人相应”整体观念的指导下，通过怡养心神、调摄情志等方法，保护和增强人的心理健康。

### 一、调神法

历代养生家将调养精神作为养生防衰之本法、防病治病之良药。调神之法概括起来可有清静养神、立志养德、开朗乐观、保持心理平衡等方面。

**1. 清静养神**

清静，是精神情志保持淡泊宁静的状态。心神不用不动固然属静，但动而不妄动，用之不过，专而不乱，同样属于“静”。清静养神的方法主要包括少私寡欲、养心敛思等。

**2. 立志养德**

正确的精神调养，必须要有正确的人生观。只有对生活充满信心、有目标、有追求的人，才能更好地进行道德修养和精神调摄，促进身心健康。

**3. 开朗乐观**

性格开朗、精神乐观是健身的要素、长寿的法宝。

**4. 保持心理平衡**

当代社会，人们长期处在高节奏的竞争环境中，容易产生焦虑、心力交瘁等心理问题，处理不当就会影响心理健康。

## 二、调摄情绪法

历代养生家都非常重视七情调摄，具体方法多种多样，但归纳起来可分为节制法、疏泄法、转移法和情志制约法。

**1. 节制法**

所调节制法就是调和、节制情感，防止七情过极，达到心理平衡。

（1）遇事戒怒："怒"是历代养生家最忌讳的一种情绪，是情志致病的魁首，对人体健康危害极大。怒不仅伤肝，怒气还伤心、伤胃等，导致各种疾病。制怒之法，一是以理制怒，一是提醒法制怒。

（2）"宠辱不惊"：人世沧桑，诸事纷繁，喜怒哀乐，此起彼伏。老庄提出"宠辱不惊"之处世态度，视荣辱若一，是调摄情绪的良方。

**2. 疏泄法**

将积聚、抑郁在心中的不良情绪，通过适当的方式宣达、发泄出去，尽快恢复心理平衡，可采取直接发泄和疏导宣散。

**3. 转移法**

转移法又称移情法，即通过一定的方法和措施改变人的思想焦点，或改变周围环境，使其与不良刺激因素脱离，从而从情感纠葛中解放出来，或转移到其他事物上去。

（1）升华超脱：所谓升华，就是用顽强的意志战胜不良情绪的干扰，用理智战胜生活中的不幸，并把理智和情感化做行为的动力，投身于事业中去，以工作和事业的成绩来冲淡情感上的痛苦，寄托情思。

（2）移情易性：移情，即排遣情思，改变内心情绪的指向性；易性，即改易心志，通过排除内心杂念和抑郁，改变不良情绪和习惯。"移情易性"是中医心理保健法的重要内容之一。"移情易性"的方法很多，可根据不同的心理、环境和条件采取不同措施，灵活运用。古人早就认识到琴、棋、书、画具有影响人的情感、转移情志、陶冶性情的作用。实践证明，情绪不佳时，听听适宜的音乐，观赏一场幽默的相声或喜剧，可使人苦闷顿消，精神振奋。

（3）运动移情：运动不仅可以增强生命的活力，而且能改善情绪，可以有效地将不良情绪发泄出去，使人精神愉快。

**4. 情志制约法**

情志制约法，又称以情胜情法，是根据情志及五脏之间存在的阴阳五行生克原理，用互相制约、互相克制的情志，来转移和干扰原来对机体有害的情志，借以达到协调情志的目的。

（1）五脏情志制约法：《素问·阴阳应象大论》说："怒伤肝，悲胜怒……喜伤心，恐胜喜……思伤脾，怒胜思……忧伤肺，喜胜忧……恐伤肾，思胜恐。"指明精神因素与形体内脏、情志之间，以及生理、病理上相互影响的辩证关系。中医以此创立的"以情胜情"的独特方法。后世医家创造了许多行之有效的情志疗法，如逗之以笑，或激之以怒，或惹之以哭，或引之以恐等，因势利导，宣泄积郁之情，舒畅情志。但要注意情志刺激的强度，否则就难以达到目的。

（2）阴阳情志制约法：《素问·举通论》说："怒则气上，喜则气缓，悲则气消，恐则气下……惊则气乱……思则气结。"七情引发的气机异常，具有两极倾向的特点。将七情按照阴阳属性大致划分为肯定和否定、积极和消极等相互对立的两类，如喜与悲、喜与怒、爱与恨等，可以相互调节控制，使阴阳平衡。

## 第二节　起居养生

起居养生主要是对日常生活中各个方面进行科学安排及采取一系列健身措施，以达到祛病强身、益寿延年的目的。起居养生主要包括起居有常、劳逸适度、着装顺时得体、保持二便通畅。

### 一、起居有常

起居有常主要是指起卧作息和日常生活的各个方面有一定的规律并合乎自然界和人体的生理常度。它要求起居作息、日常生活要有规律，这是强身健体、延年益寿的重要保证。

**1. 合理作息的保健作用**

古代养生家认为，人的寿命长短与能否合理安排起居作息有着密切的关系。《素问·上古天真论》说：“饮食有节，起居有常，不妄作劳，故能形与神俱，而尽终其天年，度百岁乃去。”

**2. 生活作息失常的危害**

在日常生活中，若起居作息毫无规律，恣意妄行，逆于生乐，以酒为浆，以妄为常，就会引起早衰，以致损伤寿命。

**3. 建立科学的作息制度**

人生活在自然界中，与自然界息息相关。孙思邈说：“善摄生者卧起有四时之早晚，兴居有至和之常制。”有规律的周期性变化是宇宙间的普遍现象，从天体运行到人体生命活动，都有内在规律（或称节律）。现代研究已证实，人的生命活动都遵循着一定周期或节律而展开。如人的情绪、体力、智力等也都有一定的时间规律，体力、情绪和智力的节律周期分别为23、28和33天，每个周期又分为旺盛和衰退两个阶段。人的体温总是凌晨2~6时最低，下午14~20时最高；脉搏和呼吸是清晨最慢，白天较快；血压则白天高，夜间低（表6-1）。

表6-1 人体24小时身体状态一览表

| 时间 | 人体状态 | 特点 |
|---|---|---|
| 1时 | 进入易醒的浅睡阶段 | 对痛特别敏感 |
| 2时 | 肝脏排毒期 | 体内大部分器官工作节拍极慢 |
| 3时 | 血压低，脉搏和呼吸次数少 | 全身休息，肌肉完全放松 |
| 4时 | 血压最低，脑部供血量少，重病患者往往此时死亡，听觉灵敏 | 全身器官工作节奏慢，工作效率最低 |
| 5时 | 尿量最少 | 适宜起床的时间段 |
| 6时 | 血压升高，体温开始上升，心跳加快，血流加速 | 不易睡实，易受风寒 |
| 7时 | 免疫功能特别强，肾上腺激素分泌增多 | 对病毒和细菌抵抗力最强 |
| 8时 | 肝内毒物全部排尽 | 不宜喝酒 |
| 9时 | 大脑产生脑啡肽和内啡肽的高时，机体活性提高 | 痛感降低 |
| 10时 | 精力充沛，注意力和记忆力达高峰 | 最佳运转状态，是最佳工作时间 |
| 11时 | 心脏努力工作期 | 人体不易感到疲劳 |
| 12时 | 全身总动员，胃液分泌活跃 | 最适宜进食时刻 |

续表

| | | |
|---|---|---|
| 13 时 | 肝脏休息 | 全身感到疲劳，需要休息 |
| 14 时 | 24 小时中第二个状态最低点 | 反应迟钝，处理重要工作感到吃力 |
| 15 时 | 感觉最敏感，特别是嗅觉和味觉 | 工作能力逐渐恢复 |
| 16 时 | 血糖含量增加，但不久即下降 | 过渡期 |
| 17 时 | 思考最敏锐，嗅觉和味觉最为敏感 | 工作效率高 |
| 18 时 | 神经活动性降低，体力和耐力达最高峰 | 痛感重新下降，希望增加活动量 |
| 19 时 | 血压增高 | 精神最不稳定，易怒 |
| 20 时 | 体重最重 | 反应异常迅速 |
| 21 时 | 神经活动增强，记忆力增强 | 最适于背诵 |
| 22 时 | 白细胞增多 | 免疫力增强，体温下降 |
| 23 时 | 人体准备休息，继续做恢复细胞的工作 | 夜班工作易出差错 |
| 24 时 | 身体仍紧张工作，更换死亡细胞，制造新细胞，为次日做准备 | 宜休息 |

## 二、劳逸适度

### 1. 劳逸适度的保健作用

劳和逸之间具有一种相互对立、相互协调的辩证统一关系，二者都是人体的生理需要。在日常生活中，人体必须有劳有逸，既不能过劳，也不能过逸。劳逸适度可以调节气血运行、益智防衰。

### 2. 劳逸失度的危害

劳动是人类的“第一需要”，但劳伤过度则可内伤脏腑，成为致病原因。《素问·宣明五气》说：“五劳所伤，久视伤血，久卧伤气，久坐伤肉，久立伤骨，久行伤筋。”过度劳倦与内伤密切相关。过劳伤人，过度安逸同样可以致病。缺乏劳动和体育锻炼的人，易引起气机不畅，升降出入失常。

### 3. 劳逸结合的方法

（1）体力劳动要轻重相宜。

（2）脑力劳动要与体力劳动相结合。

（3）家务劳动秩序化。

（4）休息保养多样化。

## 三、着装顺时适体

服装是人们日常生活中最基本的要素之一，是人类在长期生活中逐渐发明的，是人类文明的表现。首先，服装是用来御寒防暑、保护机体的物品。其次，服装也反映了时代风貌和物质水平，在一定程度上体现着社会的文明程度。

**1. 着装顺时适体的保健作用**

服装的主要作用在于御寒防暑，保护机体免受外界理化因素的刺激和生物因素的侵袭。人们为了适应外界气候的变化，维护机体内外阴阳的动态平衡，除自身生理功能的调节外，衣着也起着极为重要的辅助作用。现代研究认为，人体和衣服之间存在着一定的空隙，被称为衣服内气候。衣服内气候的正常范围是：温度32℃ ±1℃，风速0.25 ±0.15m/s。

**2. 着装的原则**

着装的原则既要顺应四时阴阳变化，又要舒适得体。

(1) 顺应四时：选择衣料应根据不同季节而各异，可参考以下几点：保温性、透气性、吸湿性和散湿性、色泽、质地等。同时，衣服的增减也应顺应四时气候的变化（表6-2）。

(2) 舒适得体：应当做到“量体裁衣”，保障衣着有利于气血运行和正常发育。

**表6-2 不同季节衣服增减原则**

| 季节 | 特点 | 原则 |
|---|---|---|
| 春季 | 阴寒未尽，阳气渐生 | 早春宜减衣不减裤，以助阳气的升发 |
| 夏季 | 阳热炽盛 | 适当的增减衣服，避免过凉、过热 |
| 秋季 | 气候转凉 | 注意加衣，但要避免一次加衣过多。民间有“春捂秋冻”之说，即春季宁稍暖，秋季可稍凉 |
| 冬季 | 气候寒冷，阴寒较重 | 如《摄生消息论》所说：“宜寒甚方加棉衣，以渐加厚，不得一顿便多，唯无寒而已” |

## 四、保持二便通畅

二便是人体新陈代谢、排除代谢废物的主要形式。二便正常与否，直接影响人体的健康。所以，养成良好的排便习惯对健康长寿具有重要意义。

**1. 大便通畅保健法**

古代养生家对保持大便通畅极为重视。王充在《论衡》中指出：“欲得长生，肠中常清，欲得不死，肠中无滓。”保持大便通畅应做到：

(1) 养成定时排便的习惯：晚上睡觉之前或早晨起床之后，可按时上厕所，久而久之，则可养成按时大便的习惯。

（2）排便要顺其自然：有便不强忍，大便不强挣。“强忍”和“强挣”都易损伤人体正气，引起痔疮等疾病，年老体弱者尤当注意。

（3）注意肛门卫生：每天晚上睡觉前，最好用温水清洗一下肛门，或经常热水坐浴，保持肛门清洁和良好的血液循环。内裤宜选用薄而柔软的纯棉制品，不宜用粗糙或化纤制品。如果肛门有炎症，便后最好用水冲洗，不要用纸擦拭，并要积极治疗，防止引起其他疾病。尤其是老年人更应重视肛门卫生。另外，根据不同的排便时间稍加调理，对身体会有许多益处。若在饱食后大便，便后宜稍喝一些汤或饮料，以助胃气、利消化。正如《老老恒言》所说：“饱后即大便，进汤以和其气。”若在饥饿时大便，为了防止便后气泄，排便时宜取坐位，便后稍进食物，还可做提肛动作3～5次，以补固正气。

（4）运动按摩通便：运动按摩可以起到疏通气血、增强肠胃功能和消化排泄功能、加强大小肠的蠕动、促进新陈代谢、通畅大便的作用。平时可选用一些传统保健功法锻炼，如太极拳、气功导引养生功、腹部按摩等。

此外，还要配合其他方面的综合保健，如调摄精神，保持情绪稳定；饮食调理，饮食多样化，多素少荤，粗细结合；对有便秘者，辅以药物对症治疗等。

**2. 小便通畅保健法**

小便是水液代谢后排除糟粕的主要途径，与肺、脾、肾、膀胱等脏腑的关系极为密切。在水液代谢的整个过程中，肾气是新陈代谢的原动力，调节着每一环节的功能活动，故有“肾主水”之称。水液代谢的好坏反映了机体脏腑功能的正常与否，特别是肾气是否健旺。小便通利，则人体健康；反之，则说明人有疾患。苏东坡在《养生杂记》中说：“要长生，小便清；要长活，小便洁。”保持小便清洁、通利，是保证身体健康的重要方面。其具体方法主要有：

（1）饮食调摄：水液代谢以通畅和调为顺，不可滞留，故《素问·经脉别论》有“通调水道”之说。正确调摄饮食，是保证小便通畅的重要方法。

（2）导引按摩：经常进行导引和按摩保健，对于小便通畅有益（表6－3）。

表6－3 导引按摩的原则

| 原则 | 具体方法 | 作用 |
|---|---|---|
| 导引壮肾 | 晚上临睡时或早晨起床后，调匀呼吸，舌抵上腭。随吸气缓缓做收缩肛门动作，呼气时放松，连续做8～24次。待口中津液较多时，可嗽津咽下 | 护养肾气，增强膀胱制约能力，可以防治尿频、尿失禁等 |
| 端坐摩腰 | 取端坐位，两手置于背后，上下推搓30～50次，上至背部，下至骶尾，以腰背部发热为佳。可在晚上就寝前和早晨起床时进行 | 有强腰壮肾之功，有助于通调水道 |
| 仰卧摩腹 | 取仰卧位，调匀呼吸，将掌搓热，置于下腹部，先推摩下腹部两侧，再推下腹部中央，各做30次。动作要由轻渐重，力量要和缓均匀。早晚均可进行 | 益气，增强膀胱功能。对尿闭、排尿困难有一定防治作用 |

（3）排尿顺其自然：排尿是肾与膀胱气化功能的表现，是一种生理反应，因此有尿时要及时排出，不要憋尿，否则会损伤肾与膀胱之气，引发病变。排尿要顺其自然，强忍不尿、努力强排都会对身体健康造成损害。

此外，情绪、房事、运动对小便的通畅也有一定的影响，因此还要保持情绪乐观、节制房事和适当运动锻炼。

## 第三节 睡眠养生

睡眠养生是根据宇宙与人体阴阳变化的规律，采用合理的睡眠方法和措施，以保证睡眠质量，恢复机体疲劳，养蓄精神，从而达到防病治病、强身益寿的目的。睡眠是人体的生理需要，也是维持生命的重要手段。历代医家和养生家对睡眠养生非常重视，科学的摄生保健更需要全面掌握睡眠的规律及方法。

### 一、睡眠的生理

#### 1. 中医学的睡眠理论

中医学从形神统一观出发，认为睡眠－清醒是人体寤与寐之间阴阳动静对立统一的功能状态，并运用阴阳变化、营卫运行、心神活动来解释睡眠过程，形成了独具特色的睡眠理论。

（1）昼夜阴阳消长决定人体寤寐。

（2）营卫运行是睡眠的生理基础。

（3）心神是睡眠与觉醒的主宰。

### 2. 睡眠的分期（表 6-4）

表 6-4　睡眠的分期

| 睡眠分期 | 阶段 | 睡眠状态 |
|---|---|---|
| Ⅰ期 | 入睡期 | 易被唤醒 |
| Ⅱ期 | 浅睡期 | 易被唤醒 |
| Ⅲ期 | 中等深度睡眠期 | 熟睡状态 |
| Ⅳ期 | 深度睡眠期 | 熟睡状态 |

### 3. 睡眠的作用

睡眠对长寿的意义是难以取代的，其作用可概括为消除疲劳、保护大脑、增强免疫、促进发育、利于美容等。

## 二、睡眠的时间和质量

### 1. 与睡眠时间有关的因素

足够的睡眠是健康长寿的保证，但人的睡眠时间多久才算充足很难机械规定。每个人每天的生理睡眠时间根据不同的年龄、性别、体质、性格、季节和环境、工作性质等因素而变化（表 6-5）。

表 6-5　影响睡眠时间的因素

| 相关因素 | 具体情况 |
|---|---|
| 年龄 | 年龄越小，睡眠时间越长，次数也越多 |
| 性别 | 通常女性比男性平均睡眠时间长 |
| 体质 | 按照临床体质分类，阳盛型、阴虚型睡眠时间较少；痰湿型、血瘀型睡眠时间相对多<br>按照五行体质分类，凡金型、火型睡眠时间相对少，而水型、土型睡眠时间较多<br>按照体型胖瘦分类，肥胖者较消瘦者睡眠时间多 |
| 性格 | 内向性格、思维类型者睡眠时间较多，而外向性格、实干类型者睡眠时间较少 |
| 季节 | 春夏宜晚睡早起，秋季宜早睡早起，冬季宜早睡晚起 |
| 环境 | 阳光充足的天气一般人的睡眠时间短，气候恶劣的天气一般人的睡眠时间长。随着海拔增高，一般人的睡眠时间稍减少；随着纬度增加，一般人的睡眠时间稍延长 |
| 工作性质 | 体力劳动者比脑力劳动者所需睡眠时间长，而脑力劳动者较体力劳动者快波睡眠时间长 |
| 生活习惯 | 每个人最佳睡眠时间（称睡眠中心时刻）是不同的，可分为“猫头鹰型”和“百灵鸟型”。“猫头鹰型”者每到夜晚思维能力倍增，精力充沛，工作效率高，但白天精神欠佳；“百灵鸟型”者表现为入睡早，醒得也早，白天精力充沛，入夜疲倦 |

### 2. 睡眠的质量标准

实际生活中可用以下标准检查是否有较高的睡眠质量：

（1）入睡快：上床后5～15分钟进入睡眠状态。

（2）睡眠深：睡中呼吸匀长，无鼾声，不易惊醒。

（3）无起夜：睡中梦少，无梦惊现象，很少起夜。

（4）起床快：早晨醒来身体轻盈，精神好。

（5）白天头脑清晰，工作效率高，不困倦。

### 3. 睡眠规律

养成良好的睡眠习惯符合觉醒－睡眠节律，是提高睡眠质量的基本保障。子午觉是古人睡眠养生法之一，即每天于子时、午时入睡，以达颐养天年的目的。中医学认为，子午之时，阴阳交接，体内气血阴阳极不平衡，必欲静卧，以候气复。现代研究也发现，夜间0时至凌晨4时，机体各器官功能降至最低；中午12时至13点，是人体最疲劳的时间，因此子午觉的质量高，符合养生规律。有统计表明，老年人睡子午觉可降低心脑血管病的发病率，有防病保健意义。

## 三、睡眠的方位与姿势

### 1. 睡眠的方位

所谓睡眠的方向，是指睡眠时头足的方向位置。睡眠的方位与健康紧密相关。我国古代养生家根据天人相应、五行相生理论，对睡眠的卧向提出了几种不同的主张（表6－6）。

**表6－6　古代养生家对睡眠方位的主张**

| 主张 | 具体方法 | 理论依据 |
|---|---|---|
| 按四时阴阳定东西 | 春夏属阳，头宜朝东卧；秋冬属阴，头宜朝西卧 | 春夏养阳，秋冬养阴 |
| 寝卧恒东向 | 一年四季头都应恒东向而卧，不因四时变更 | 头为诸阳之会，人体之最上方，气血升发所向，而东方震位主春，能够升发万物之气，故头向东卧，可保证清升浊降，头脑清楚 |
| 避免北首而卧 | 《千金要方》提出："头勿北卧，及墙北亦勿安床。"《老老恒言》也指出："首勿北卧，谓避地气" | 北方属水，阴中之阴位，主冬主寒。北首而卧，阴寒之气直伤人体元阳，损害元神之府。临床调查发现，头北足南而卧的老人，其脑栓塞发病率较其他卧向高 |

2. 睡眠的姿势

（1）常人宜右侧卧：古今医家都选择右侧卧为最佳卧姿。这是因为右侧卧使心脏在胸腔中受压最小，利于减轻心脏负荷；右侧卧时肝处于最低位，肝藏血最多；右侧卧时，胃及十二指肠的出口均在下方，有利于胃肠内容物的排空。

（2）孕妇宜左侧卧：孕妇宜取左侧卧，尤其是进入孕中、晚期，大约有80%孕妇子宫右旋倾斜，使右侧输尿管受压，易出现尿潴留倾向，长期可致右侧肾盂肾炎。另外，右侧卧可压迫腹部下腔静脉，影响血液回流，不利于胎儿发育和分娩。仰卧时，增大的子宫可直接压迫腹主动脉，使子宫供血量骤然减少，严重影响胎儿发育。因此，左侧卧最利于胎儿生长，亦可以大大减少妊娠并发症。

（3）婴幼儿的睡姿：婴幼儿颅骨尚未发育成形，长期保持一种睡姿易使头颅发育不对称。因而婴幼儿睡眠时，应在大人的帮助下经常变换体位，每隔1~2小时翻一次身。

（4）老年人及病人的睡姿：对于老年人来说，仰卧、俯卧、左侧卧均不适宜，以右侧卧最好。对于心衰患者及咳喘发作患者宜取半侧位或半坐位，同时宜后背垫高。对于肺病造成的胸腔积液者，宜取患侧卧位，使胸水位置最低，不妨碍健侧肺的呼吸功能。对于肺心病患者，一般不宜取左侧卧或俯卧，以防心脏负荷过大。

## 四、睡眠与卧具

### （一）床铺

按照摄生保健角度要求，床铺应具备以下几个要素：

1. 床宜高低适度

《老老恒言》说："床低则卧起俱便。"主张床的高度以略高于就寝者膝盖水平为好，为0.4~0.5m，这样的高度便于上下床。床铺过高，易使人产生紧张感，影响安眠；床铺过低，则易使寒湿、湿热之邪直中脏腑，或造成关节痹证。在过低的床铺上睡眠，往往呼吸不到新鲜空气，灰尘、二氧化碳含量较多，影响身体健康。由此可见，床铺过高及打地铺对养生均不利。

2. 床宜宽窄适度

一般来说，床铺宜长于就寝者0.2~0.3m，宽于就寝者0.4~0.5m。婴儿床除要求一定宽度和长度外，宜在床周加栏杆，以防婴儿坠地。

### 3. 床宜软硬适中

床的软硬度以木板床铺0.1m厚的棉垫为宜。其他的床，如南方的竹榻、藤床、棕绷床也较符合养生要求。现代的弹簧床、沙发床、席梦思有弹性过大、过软的缺点，可采用软床铺硬垫的办法纠正。软硬适中的床可使脊椎维持正常的生理曲线，使肌肉放松，有利于消除疲劳。而过软的床则使脊椎周围韧带和关节负荷增加，肌肉被动紧张，久则引起腰背疼痛。

## （二）枕头

枕头是睡眠不可缺少的用具，适宜的枕头有利于全身放松，保护颈部和大脑，促进和改善睡眠，还有防病治病之效果。

### 1. 枕头的基本要素

（1）高度：现代研究认为，枕高以稍低于肩到同侧颈部距离为宜，枕头过高和过低都有害。一般认为，高血压、颈椎病及脊椎不正者不宜使用高枕；肺病、心脏病、哮喘者不宜使用低枕。

（2）长度、宽度：古人主张枕头以稍长为宜，一般要长于头横断位的周长。枕头不宜过宽，以0.15～0.2m为宜。枕头过宽易造成头颈部关节、肌肉被动紧张，不利于保健。

（3）软硬度：枕芯应选择质地松软之物，制成软硬适度、稍有弹性的枕头。枕头太硬使头颈与枕接触部位压强增加，造成头部不适；枕头太软，则难以维持正常的高度，头颈部得不到一定支撑而引起疲劳。此外，枕头的弹性应适当，弹性过大则头部不断受到外加的弹力作用，导致肌肉疲劳和损伤。枕头的使用有一定要求，一般仰卧时，枕应放在头肩之间的项部，使颈椎生理前凸得以维持；侧卧时，枕应放置于头下，使颈椎与整个脊柱保持水平位置。

### 2. 保健药枕

（1）药枕的保健原理：药枕的内容物多为碾碎的具有挥发性的中药，花、叶、种子最常用。药枕一般多制成传统的圆枕。药枕的保健原理为枕内的中药不断挥发，中药微粒子借头温和毛孔吸收作用透入体内，通过经络疏通气血，调整阴阳；或通过鼻腔吸入，经过肺的气血交换进入体内。

（2）药枕的保健作用：药枕对人体既有治疗作用，又具保健作用，可以疗疾除病、协调阴阳，又可聪耳明目、益寿延年。药枕可防病、治病，对全身系统、器官均有影响，但一般对五官及头面疾患效果最佳。药枕一般适用于慢性疾病恢复期以及部分外感疾病急性期，不适于创伤、急症、传染病等。

（3）药枕的选用原则：药枕的使用可根据不同的年龄、体质、疾病和季节环境变化来辨证处方，对症施枕。如小儿宜选用不凉不燥的小米枕，以利于头部发育；老年人宜选用不寒不热的“健身丁公枕”、菊花枕；阴虚火旺体质宜选择绿豆枕、黑豆枕；阳亢体质宜选择夏枯草枕、蚕沙枕；耳鸣耳聋者可选择磁石枕；目暗目花者可选择菊花枕、茶叶枕和决明子枕等“明目枕”；神经衰弱者、心脏病患者可选择琥珀枕、柏子仁枕；夏季暑热炽盛时，宜选择竹茹枕、石膏枕。

（4）药枕使用的注意事项：枕内容物宜选辛香平和、微凉、清轻之品，以植物花、叶、茎为好，不宜使用大辛大热、大寒及浓烈、有毒之物，如附子、乌头、狼毒、斑蝥等。药枕慎用动血、破血之品，如麝香等，而阳亢阴虚者、孕妇及小儿则禁用此类药物。对于药效强、药力猛的治疗性药枕，如治疗风湿性关节炎、类风湿关节炎之药枕，常人不可滥用。药枕宜定期更换枕芯，以1~3个月为宜，夏天药枕宜常晒晾，以防发霉变质。

### （三）其他卧具

为了保证高质量的睡眠，被褥、睡衣及床上其他用品的选用也很重要（表6-7）。

**表6-7　选择其他卧具的原则**

| 原则 | | 具体要求 |
|---|---|---|
| 被 | 柔软、保温、宽大，宜轻不宜重 | 被里：棉布、棉纱、细麻布；被内容物：棉花、丝棉、羽绒 |
| 褥子 | 软而厚 | 以0.1m厚为佳；随天气冷暖变化加减 |
| 睡衣 | 宽长、舒适、吸汗、遮风 | 样式宽大、无领、无扣；选料以天然织品为好，秋冬宜选棉绒，春夏宜选丝绸、薄纱 |
| 睡帽 | 老年人冬日睡卧宜戴睡帽 | 选择棉布质地，以能遮盖住整个头顶为宜 |

## 五、睡眠环境

适宜的环境是高质量睡眠的重要条件，良好的睡眠环境应具备：

1. 恬淡宁静。

2. 光线幽暗。

3. 空气新鲜。

4. 温湿度适宜。

附：睡眠十忌

我国古人将睡眠经验总结为“睡眠十忌”：一忌仰卧，二忌忧虑，三忌睡前恼怒，四忌睡前进食，五忌睡卧言语，六忌睡卧对灯光，七忌睡时张口，八忌夜卧覆首，九忌卧处当风，十忌睡卧对炉火。

## 第四节 饮食养生

饮食养生，是按照中医理论调整饮食，注意饮食宜忌，合理摄取食物，以增进健康、益寿延年的养生方法。

### 一、饮食养生的作用

#### (一) 强身防病

食物对人体的补养作用是身体健康的重要保证。合理安排饮食，保证机体有充足的营养供给，可使气血充足，五脏六腑功能旺盛。

饮食又可以调整人体的阴阳平衡，根据食物的气、味特点及人体阴阳盛衰的情况，予以适宜的饮食营养，或以养精，或以补形，既可补充营养，保证机体健康，也是防病的重要措施。例如：食用动物肝脏，既可养肝又能预防夜盲症；食用海带，既可补碘及维生素，又可预防甲状腺肿；食用水果和新鲜蔬菜，既可补充营养，又可预防坏血病。此外，发挥食物的特异作用，可直接用于某些疾病的预防，如用大蒜预防外感和腹泻，用绿豆汤预防中暑，用葱白、生姜预防伤风感冒等。

#### (二) 益寿防衰

饮食调摄是长寿之道的重要环节，利用饮食营养达到抗衰防老、益寿延年的目的，历代医家都十分重视。进食时多选用具有补精益气、滋肾强身作用的食物，同时注意饮食的调配及保养，对防老抗衰是十分有意义的。特别是老年人，充分发挥饮食的防老抗衰作用尤其重要。具有防老抗衰的食物有芝麻、桑椹、枸杞子、龙眼肉、胡桃、蜂王浆、山药、牛奶、甲鱼等。

## 二、饮食养生的原则

饮食养生必须遵循一定的原则和法度。一要“和五味”，即食不可偏，要合理配膳，全面营养；二要“有节制”，即不可过饱，亦不可过饥，食量适中，方能收到养生的效果；三要注意饮食卫生，防止病从口入。

### （一）合理调配

全面的饮食、适量的营养是保证生长发育和健康长寿的必要条件。《素问·脏气法时论》指出：“五谷为养，五果为助，五畜为益，五菜为充，气味合而服之，以补精益气。”全面概述了饮食的主要组成内容，必须根据需要兼而取之。从现代科学研究来看，谷类食品含有糖类和一定数量的蛋白质；肉类食品中含有蛋白质和脂肪；蔬菜、水果中含有丰富的维生素和矿物质。这些食物相互配合，才能满足人体对各种营养的需求。

中医将食物的味道归纳为酸、苦、甘、辛、咸五种，统称“五味”。《素问·生气通天论》指出：“阴之所生，本在五味，用之五宫，伤在五味。”“是以谨和五味，骨正筋柔，气血以流，腠理以密，如是则骨气以精，谨道如法，长有天命。”说明饮食调配得当、五味和谐，则有助于机体消化吸收，滋养脏腑、筋骨、气血，有利于健康长寿。

### （二）饮食有节

饮食有节就是饮食要有节制。这里所说的节制包含两层意思：一是指进食的量，一是指进食的时间。《吕氏春秋·季春纪》说：“食能以时，身必无灾，凡食之道，无饥无饱，是之谓五脏之葆。”即是说进食要定量、定时。

**1. 定量**

定量是指进食宜饥饱适中。人体对饮食的消化、吸收、输布主要靠脾胃来完成。进食定量，饥饱适中，恰到好处，则脾胃足以承受，消化、吸收功能运转正常，人体便可及时得到营养供应，保证各种生理功能活动。反之，过饥或过饱都对健康不利。

《千金要方·养性序》指出：“不欲极饥而食，食不可过饱；不欲极渴而饮，饮不可过多。饱食过多，则结积聚，渴饮过多，则成痰澼。”人在大饥大渴时，最容易过饮过食、急食暴饮，使身体受到伤害。因此，在饥渴难耐之时，亦应缓缓进食；在没有食欲时，也不应勉强进食，以免脾胃受伤。

2. 定时

定时是指进食宜有较为固定的时间，《尚书》中就有“食哉唯时”之论。有规律的定时进食可以保证消化、吸收功能有节奏地进行活动，脾胃则可协调配合、有张有弛。我国传统的进食规律是一日三餐。若能经常按时进餐，养成良好的饮食习惯，则消化功能健旺，对身体有利。

定量、定时是保护消化功能的调养方法，也是饮食养生的重要原则。孙思邈在《千金要方》中指出：“食欲数而少，不欲顿而多。”即是进食适度的意思。一日之内，人体的阴阳气血因昼夜变化而盛衰，白天阳气盛，故新陈代谢旺盛，需要的营养供给也必然多，故饮食量可略大；夜晚阳衰而阴盛，应静息入寝，故需要的营养供给也相对少些，因而饮食量可略少。所以，自古以来就有“早饭宜好，午饭宜饱，晚饭宜少”之说。

## （三）注意饮食卫生

注意饮食卫生是我国的良好传统，亦是养生防病的重要内容之一（表6－8）。

表6－8　注意饮食卫生的原则

| 具体要求 | | 古籍记载举例 |
|---|---|---|
| 饮食宜新鲜 | 新鲜、清洁的食品，可以补充机体所需的营养，饮食新鲜而不变质，其营养成分很容易被消化、吸收，对人体有益无害 | 《论语》中就有“鱼馁而肉败不食，色恶不食”的记载；《金匮要略·禽兽鱼虫禁忌并治》指出：“秽饭，馁肉，臭鱼，食之皆伤人” |
| 宜以熟食为主 | 大部分食品不宜生吃，需要加工成熟食，其目的在于使食物更容易被机体消化吸收，同时也使食物在加工过程中得到清洁、消毒，除掉一些致病因素 | 《千金要方·养性序》说：“勿食生肉，伤胃，一切肉唯须煮烂” |
| 注意饮食禁忌 | 有些动、植物于人体有害，食后会发生食物中毒，如海豚、发芽的土豆等，误食会影响健康，甚至危及生命 | 《金匮要略·禽兽鱼虫禁忌并治》说：“肉中有朱点者，不可食之……六畜自死，皆疫死，则有毒，不可食之” |
| 因时因人制宜 | 随四时气候的变化而调节饮食，是饮食养生的原则之一，是机体健康的重要保证。还要根据不同的年龄、体质、个性、习惯等差异，分别安排食物，不可一概而论 | 《饮膳正要》说：“春气温，宜食麦以凉之；夏气热，宜食菽以寒之；秋气燥，宜食麻以润其燥；冬气寒，宜食黍以热性治其寒” |

## 三、进食保健

进步保健关系到饮食营养能否更好地被机体消化吸收，故应予以足够重视（表6－9）。

表6－9　进食保健的原则

| | 具体要求 | 古籍记载举例 |
|---|---|---|
| 进食宜缓 | 进食时应该从容缓和，细嚼慢咽，有利于各种消化液的分泌，食物易被消化吸收，保护肠胃 | 《养病庸言》说：“不论粥饭点心，皆宜嚼得极细咽下” |
| 食宜专致 | 进食时，应将各种琐事尽量抛开，把注意力集中到饮食上来，这样有助于消化吸收，更可以有意识地使主食、蔬菜、肉、蛋等食品杂合进食，做到“合理调配” | 《论语》说：“食不语”；《千金翼方》说：“食勿大言” |
| 进食宜乐 | 进食的环境要宁静、整洁，气氛要轻松愉快，听轻松、柔和的乐曲有助于消化吸收 | 《寿世保元》说：“脾好音声，闻声即动而磨食” |

## 四、食后养生

进食之后，为了帮助消化食物，亦应做一些必要的调理。

### （一）食后摩腹

《千金翼方》说：“平日点心饭讫，即自以热手摩腹。”又说：“中食后，还以热手摩腹。”食后摩腹的具体方法是：食后，摩腹自左而右，可连续做二三十次不等。这种方法可促进胃肠的消化功能。经常进行食后摩腹不仅于消化有益，对全身健康也有好处，是一种简便易行、行之有效的养生方法。

### （二）食后散步

进食后，不宜立即卧床休息，饭后宜做一些从容缓和的活动，才于健康有益。俗话说：“饭后百步走，能活九十九。”《摄养枕中方》亦说：“食止，行数百步，大益人。”进食后活动身体，有利于胃肠蠕动，促进消化吸收，而食后散步是最好的活动方式。

如果在饭后边散步边摩腹，则效果更佳。《千金翼方》将其归纳为：“食后，还以热手摩腹，行一二百步，缓缓行，勿令气急，行讫，还床偃卧，四展手足，勿睡，顷之气定。”这是一套较为完整的食后养生方法，后世多所沿用，实践证明行之有效。

### （三）食后漱口

食后还要注意口腔卫生。进食后，口腔内容易残留一些食物残渣，若不及时清除，往往引发口臭或龋齿、牙周病。《金匮要略》中即有“食毕当漱口数过，令牙齿不败口香”之说。

## 第五节　房事养生

房事，又称性生活。房事养生，就是根据人体的生理特点和生命规律，采取健康的性行为，以防病保健，提高生活质量，从而达到健康长寿的目的。

### 一、房事的生理作用

#### （一）房事与阴阳之道

“阴阳者，天地之道也”。房事活动体现了阴阳整体观念。古人以阴阳思辨自然，以阴阳剖析自身。东方哲学认为，男女、阴阳、天地统成一体。所谓阴阳之道，乃是性爱的真髓、核心，这一基本理论和法则是研究人类生活的一大需要。孔子认为男女关系是“人伦之始”“五代之基”。《孟子·告子》谓：“食色，性也。”《礼记·礼运》谓：“饮食男女，人之大欲存焉。”将性欲和食欲并举说明性是不可抗拒的自然法则，“保存自己”和“繁衍种族”是生物的两大使命。因此，食色乃为动物的自然属性。人类的繁衍昌盛亦从男女阴阳规律而来。

#### （二）房事是人的生理之需

性是人的天性，正常的房事生活是生理之需，也是不可缺少的生活情趣。禁欲既违反自然规律，也违背人类天性和生理规律。因此，如果不适当地抑制性功能，会引起机体发生一定的病理变化，导致许多疾病。《素女经》谓：“天地有开合，阴阳有施化，人法阴阳，随四时。今欲不交接，神气不宣布，阴阳闭隔，何以自补？”“阴阳不交，则生痈瘀之疾，故幽、闲、怨、旷多病而不寿。”《千金要方》中亦说：“男不可无女，女不可无男，无女则意动，意动则神劳，神劳则损寿，若念真正无可思者，则大佳长生也，然而万无一有，强抑闭之，难持易失，使人漏精尿浊以致鬼交之病，损一而当百也。”

## 二、节制房事的意义

“欲不可纵”，是中医养生的基本要点之一。“节欲”是辩证地提出性生活的适度、节制于人体有着重要的养生意义。正如古人所言：“房中之事，能生人，能煞人，譬如水火，知用者，可以养生；不能用之者，立可尸矣。”即是告诫世人，房事应该有所节制。

### （一）节欲保精

首先，节欲保精是抗衰防老的重要一环，《素问·上古天真论》说：“以欲竭其精，以耗散其真……故半百而衰也。”《养性延命录》说：“壮而声色有节者，强而寿。”《金匮要略·脏腑经络先后病脉证》说：“房室勿令竭乏……不遗形体有衰，病则无由入其腠理。”孙思邈指出：“人年四十以下，多有放恣，四十以上，即顿觉乏力，一时衰退，衰退既至，众病蜂起。”“所以善摄生者，凡觉阳事辄盛，必谨而抑之，不可纵心竭意以自贼也。”肾为先天之本，肾精充足，五脏六腑皆旺，抗病能力强，身体强壮，则健康长寿；反之，则肾精匮乏，五脏衰虚，多病早夭。因此，节欲保精对于中老年人尤为重要。

其次，节欲保精有益于优生。孙思邈指出：“胎产之道，始求于子，求子之法，男子贵在清心寡欲以养其精，女子应平心定志以养其血。”张景岳指出：“凡寡欲而得之男女，贵而寿，多欲而得之男女，浊而夭。”

总之，节欲保精不仅有利于健康长寿，而且是优生优育的重要保证。

### （二）房事不节影响健康

房事不节，一是指不节制，纵欲无度；二是指不懂房事宜忌，房事不谨慎。中医学历来认为房事不节、劳倦内伤是致病的重要原因。《史记·扁鹊仓公列传》载病例 25 例，其中病因于“内”即房劳者有 8 例之多。因为失精过度，或不懂方法，违反禁忌，必然耗伤精气，使正气虚损，百病丛生。《三元延寿参赞书》指出：“书云：欲多则损精。可保者命，可惜者身，可重者精。肝精不固，目眩无光；肺精不交，肌肉消瘦；肾精不固，神气减少；脾精不坚，齿发浮落。若耗散真精不已，疾病随生，死亡随至。”证之临床，房事过度者常常出现腰膝酸软、头晕耳鸣、健忘乏力、面色晦暗、小便频数，男子阳痿、遗精、滑精，女子月经不调、带下病等。房事不节可直接或间接引发某些疾病，致使疾病反复发作，加重病情。现代研究认为，精液中含有大量的前列腺素、蛋白质、锌等重要物质，过频的房事生活会丢失大量重要元素，促使身体多种器官发生病理变化而加速衰老。另外，睾丸产生精子和性激素，失精过度，可使垂体前叶功能降低，同时加重睾丸的负担，并可因“负反馈作用”抑制垂体前叶的分泌，导致睾丸萎缩，从而加速衰老的进程。这充分说明“纵欲催人老，房劳促短命”的传统观点是有道理的。

## 三、房事养生的原则

历代养生家和医家对房事养生的原则和方法多有论述，房事养生应从年轻时做起，直至老年，始终如一（表6-10）。

表6-10 房事养生的原则

| 原则 | 具体要求 | 意义 |
|---|---|---|
| 行房卫生 | 男女双方都要养成晚上睡前洗涤外阴的习惯 | 注意行房卫生是防病保健的一项重要措施，可有效预防妇科疾病发生，而且对促进男性生殖器的正常功能、提高房事质量都有很好的作用 |
| 行房有度 | 行房的次数并没有统一的标准和规定的限制，宜根据个体差异、年龄、体质、职业等不同情况，灵活掌握 | 夫妻间的性生活如能遵守一定的法度，做到心安不放纵、形气相和谐、保精全神、勿使元精乏竭。这样，体虚者可以逐渐充盈，体壮者更强健，老年人亦可长寿 |
| 晚婚少育 | 人体骨骼的钙化过程要在23～25周岁才能完成，只有待全身发育成熟后，婚育才可进行。女性生育的最佳时期是21～28岁，男性生育的最佳时期是24～32岁 | 适时生育子女可较好地避免后代智力缺陷、畸形等，从而保证下一代的聪明、健康；而早婚早育会耗损精血，损害身体健康 |
| 提倡独宿 | 孙思邈在《千金翼方》中说：“上士别床，中士异被，服药百裹，不如独卧”；“中年异被，老年异床” | 独卧则心神安定，耳目不染，易于控制情欲，有利于房事保健 |

## 四、房事禁忌

我国房事养生非常重视入房禁忌，强调“欲有所忌”“欲有所避”。

### （一）行房人忌

阴阳合气，要讲究“人和”，选择双方最佳状态。人的生理状态受生活习惯、情志变化、疾病调治等方面的直接影响，女性还有胎、产、经、育等生理特点，在某些特定的情况下不宜行房，以免带来不良后果（表6－11）。

表6－11 行房人忌的原则

| | 具体要求 | 古籍举例 |
|---|---|---|
| 醉莫入房 | 酒对性兴奋有一定的促进作用，但切勿饮酒过量行房，更不能用酒刺激性欲，不然会带来许多危害。妇女酒后受孕或妊娠期饮酒，可使胎儿发育不良，严重者导致胎儿畸形 | 《素问·上古天真论》说："以酒为浆，以妄为常，醉以入房，以欲竭其精，以耗散其真，不知持满，不知御神，务快其心，逆于生乐，起居无节，故半百而衰也" |
| 七情、劳伤禁欲 | 七情过极、劳倦过度再行房事，不仅易引发疾病，如果受孕还可影响胎儿的生长、发育 | 《千金要方》说："人有所怒，气血未定，因以交合，令人发痈疽……运行疲乏来入房，为五劳虚损，少子" |
| 切忌强合 | "欲不可强"。所谓"强"，即勉强。性生活是双方的事，任何一方都不宜勉强。勉强房事不仅会带来心理障碍，还会引发各种疾病 | 《三元延寿参赞书》说："强力入房则精耗，精耗则肾伤，肾伤则髓气内枯，腰痛不能俯仰……体瘦尪羸、惊悸、梦泄、遗沥、便泄、阳痿、小腹里急、面黑耳聋" |
| 病期慎欲 | 患病期间，人体正气全力以赴与邪气斗争，若病中行房，必然损伤正气，加重病情，导致不良后果 | 《千金要方》说："疾病而媾精，精气薄恶，血脉不充，既出胞脏……胞伤孩病而脆，未及坚刚，复纵情欲，重重相生，病病相孕" |
| 经期禁欲 | 月经期性生活易引起痛经、月经不调、子宫糜烂、输卵管炎、盆腔感染、宫颈癌等多种疾病，影响女方身体健康 | 《千金要方》说："妇人月事未绝而与交合，令人成病" |
| 孕早、晚期禁欲 | 妇女在怀孕期间，对房事生活必须谨慎从事，严守禁忌。尤其是妊娠前3个月和后3个月内要避免性生活。早期房事易引起流产，晚期房事易引起早产和感染，影响母子健康 | 《保产要录》说："则两月内，不露怒，少劳碌，禁淫欲，终身无病" |
| 产期百日内禁欲 | 孕妇产后，百脉空虚，体质虚弱，抵抗力低下，需要较长时间的补养调理，才能恢复健康。同时产褥期恶露未净，若再房事，更伤精血，邪气乘虚而入，引起多种疾病 | 《千金要方》说："妇人产后百日以来，极须殷勤忧畏，勿纵心犯触及即便行房。若有所犯，必身反强直，犹如角弓反张，名曰褥风" |
| 哺乳期内当节欲 | 在哺乳期内，喂养幼儿需要大量营养价值高的母乳。乳汁乃母体气血所化，若房劳损伤，气血生化之源不足，则乳汁质量不佳，影响婴儿的正常发育 | 《千金要方》说："毋新房以乳儿，令儿羸瘦，交胫不行"。"其母遇醉及房劳喘后乳儿最剧，能杀儿也" |

### （二）行房天忌

所谓“天忌”，是指在自然界某些异常变化的情况下应禁止房事活动。“人与天地相应”，自然界的剧烈变化能给人以很大的影响，雷电暴击、狂风大雨、山崩地裂、奇寒异热之时，天地阴阳错乱，不可同房。《吕氏春秋》云：“大寒、大热、大燥、大湿、大风、大震、大雾七者，动精则生害矣。故养生者，莫若知本，知本则疾无由生矣。”自然界的剧烈变化对人体的影响，一是导致精神情绪变化，二是对生物功能的干扰。自然界的剧变常可超过人体的调节能力，打破人体的阴阳平衡，发生气血逆乱。此时行房，不仅影响男女双方的身体健康，如果受孕生子，有可能出现先天性疾病和先天畸形，或出现临盆难产等情况。

### （三）行房地忌

所谓“地忌”，是指要避免不利于房事活动的不良环境，如《千金要方》所说的“日月星辰火光之下，神庙佛寺之中，井灶圊厕之侧，塚墓尸柩之傍”等，一切环境不佳之处均应列为禁忌。良好的环境是房事成功的重要条件之一，不良的环境可影响男女双方的情绪，降低房事质量，有时还能造成不良后果，留下心理阴影。有利于房事的环境应是安静、少干扰，室内光线适度、温度适宜、空气较为流通，卧具要干净。

## 第六节　运动养生

运用传统的运动方式进行锻炼，可以活动筋骨，调节气息，静心宁神，畅达经络，疏通气血，和调脏腑，达到增强体质、益寿延年的目的。这种养生方法称为运动养生，又称为传统健身术。

### 一、运动养生的机理、特点和原则

### （一）运动养生机理

中医将精、气、神称为“三宝”，与人体生命息息相关。运动养生则紧紧抓住了这三个环节，调意识以养神；以意领气，调呼吸以练气，以气行推动血运，周流全身；以气导形，通过形体、筋骨关节的运动，使周身经脉畅通，营养机体。如是则形神兼备、百脉流畅、内外相和、脏腑谐调，机体达到“阴平阳秘”的状态，从而增进机体健康，以保持旺盛的生命力。

现代研究证明，经常而适度的体育锻炼对机体有以下好处：

1. 可促进血液循环，改善大脑的营养状况，促进脑细胞的代谢，使大脑功能得以充分发挥，有助于保持旺盛的精力和稳定的情绪。

2. 使心肌发达、收缩有力，促进血液循环，增强心脏的活力及肺的呼吸功能，改善末梢循环。

3. 增加膈肌和腹肌的力量，促进胃肠蠕动，防止食物在消化道中滞留，有利于消化吸收。

4. 可促进和改善体内脏器的血液循环，有利于脏器的生理功能。

5. 可提高机体的免疫功能及内分泌功能，从而使生命力更加旺盛。

6. 增强肌肉关节的活力，使人体动作灵活轻巧，反应敏捷、迅速。

### （二）运动养生的特点

1. 以中医学理论指导健身运动。

2. 注重意守、调息和动形的协调统一。

3. 融导引、气功、武术、医理为一体。

### （三）运动养生的原则

1. 掌握运动养生的要领。

2. 强调适度，不宜过量。

3. 提倡持之以恒，坚持不懈。

## 二、运动养生的形式和流派

传统的运动养生法形式多样、种类甚繁，有一招一式的锻炼方法，也有众人组合的、带有竞技性质的锻炼方法；有形成于民间的健身方法；也有自成套路的健身方法。不论是哪一种运动形式，都具有养生健身的作用而为人们所喜爱，故能流传至今，经久不衰。运动养生流派主要有道家健身术和佛家健身术。

## 三、传统健身功法

### （一）五禽戏

禽，在古代泛指禽兽之类的动物；五禽是指虎、鹿、熊、猿、鸟五种禽兽。戏，即游戏、戏耍之意。所谓五禽戏，就是指模仿虎、鹿、熊、猿、鸟五种禽兽的动作，组编而成的一套锻炼身体的功法。五禽戏之名相传出自华佗。《后汉书》载："华佗云：我有一术，名五禽之戏，一曰虎，二曰鹿，三曰熊，四曰猿，五曰鸟。亦以除疾，兼利蹄足，以当导引。"随着时间的推移，辗转传授，逐渐发展，五禽戏形成了各种流派，流传至今（表6－12、表6－13）。

表6－12　五禽戏的特点及养生机理

| | 特点 | 养生机理 |
|---|---|---|
| 虎戏 | 为模仿猛虎善用爪力和摇首摆尾、鼓荡周身气血等威猛刚强的动态 | 意守命门，内壮真元，增强体力 |
| 鹿戏 | 为模仿鹿善运尾闾、活动腰胯的动态 | 能沟通任督二脉气血，活跃盆腔的血液循环，具有益肾强腰之功，人练之犹如鹿，心静体松，性灵寿高 |
| 熊戏 | 为模仿熊的动态 | 身形沉稳，外静内动，意守中宫（脐内），调和气血，有助于增强内脏器官功能 |
| 猿戏 | 为模仿猿的动态 | 敏捷机警，形动神静，肢体运动迅速轻捷、灵活自如，但意守脐中，思想清虚静达 |
| 鸟戏（鹤戏） | 为模仿鹤的动态 | 动作轻翔舒展，昂然挺拔，悠然自得，意守气海 |

表6－13　五禽戏的动作要领

| 动作要领 | 具体要求 |
|---|---|
| 全身放松 | 练功时，首先要全身放松，情绪要轻松乐观 |
| 呼吸均匀 | 呼吸要平静自然，用腹式呼吸，均匀和缓。吸气时，口要合闭，舌尖轻抵上腭。吸气用鼻，呼气用嘴 |
| 专注意守 | 要排除杂念，精神专注。根据五禽戏的意守要求，将意志集中于意守部位，以保证意、气相随 |
| 动作自然 | 五禽戏动作各有不同，如熊之沉缓、猿之轻灵、虎之刚健、鹿之温驯、鹤之活泼等。练功时，应根据其动作特点而进行，动作宜自然舒展 |

## （二）太极拳

太极拳是我国传统的健身拳术之一。由于其动作舒展轻柔、动中有静、灵活连贯、形气和随，外可活动筋骨，内可流通气血、和调脏腑，不但用于技击、防身，而且更广泛地用于健身防病，深受广大群众的喜爱，是一种行之有效的传统养生法（表6－14）。

**表6－14　太极拳的动作要领**

| 动作要领 | 具体要求 |
|---|---|
| 神静体松以静御动 | 切忌精神和躯体肌肉紧张，要始终保持神静，排除杂念，使意识内守，全神贯注；形体放松，上身要沉肩坠肘，下身要松胯宽腰，以使经脉畅达、气血周流 |
| 全身协调以腰为轴 | 要求全身协调、浑然一体，以腰部为轴心运动，做到定根于脚、发劲于腿、主宰于腰、形动于指、神注于眼、手动于外、气动于内，神为主帅、身为神使，做到手到、意到、气到，而眼神先至 |
| 呼吸均匀气沉丹田 | 以腹式自然呼吸为主。呼吸之深长均匀，与动作之轻柔圆活相应。一般来说，吸气时，动作为合，气沉丹田；呼气时，动作为开，气发丹田 |

太极拳的流派众多，各有特点，招式也有新老之分。目前比较简便易学的为“简化太极拳”，俗称“二十四式太极拳”：①起势。②左右野马分鬃。③白鹤亮翅。④左右搂膝拗步。⑤手挥琵琶。⑥左右倒卷肱。⑦左揽雀尾。⑧右揽雀尾。⑨单鞭。⑩云手。⑪单鞭。⑫高探马。⑬右蹬脚。⑭双峰贯耳。⑮转身左蹬脚。⑯左下势独立。⑰右下势独立。⑱左右穿梭。⑲海底针。⑳闪通臂。㉑转身搬拦捶。㉒如封似闭。㉓十字手。㉔收势。

## （三）八段锦

八段锦是由8种不同动作组成的健身术，故名“八段”。因为这种健身功法可以强身益寿、祛病除疾，效果甚佳，有如展示的一幅绚丽多彩的锦缎，故称为“锦”（表6－15）。

**表6－15　八段锦的动作要领**

| 动作要领 | 具体要求 |
|---|---|
| 呼吸均匀 | 要自然、平稳，腹式呼吸 |
| 意守丹田 | 精神放松，注意力集中于脐 |
| 柔刚结合 | 全身放松，用力轻缓，切不可用僵力 |

八段锦是包括八节连贯的健身法，具体内容如下：双手托天理三焦，左右开弓似射雕；调理脾胃单举手，五劳七伤往后瞧；攒拳怒目增气力，两手攀足固肾腰；摇头摆尾去心火，背后七颠百病消。

## （四）易筋经

“易”指移动、活动；“筋”，泛指肌肉、筋骨；“经”，指常道、规范。顾名思义，“易筋经”就是活动肌肉、筋骨，使全身经络、气血通畅，从而增进健康、祛病延年的一种传统健身法。

### 1. 练功要领

（1）精神清静，意守丹田。

（2）舌抵上腭，呼吸匀缓，用腹式呼吸。

（3）松静结合，柔刚相济，身体自然放松，动随意行，意随气行，不要紧张僵硬。

（4）用力时应使肌肉逐渐收缩，达到紧张状态，然后缓缓放松。

### 2. 易筋经十二式

①韦驮献杵第一势。②韦驮献杵第二势。③韦驮献杵第三势。④摘星换斗势。⑤出爪亮翅势。⑥倒拽九牛尾势。⑦九鬼拔马刀势。⑧三盘落地势。⑨饿虎扑食势。⑩打躬势。⑪掉尾势。⑫大鹏展翅势。

## （五）保健功

保健功是一种由外及内的功法，是根据经络理论循经取穴，以双手在头、颈、躯干、四肢等部位进行按摩，辅以身体各部位伸屈旋转活动的保健功法（表6-16）。

表6-16 保健功的动作要领

| 动作要领 | | 具体要求 |
|---|---|---|
| 第一法 | 静坐 | 闭目盘膝，含胸，四指握拇指置两侧腿上，舌抵上腭，意守丹田，自然或腹式呼吸，排除杂念，放松全身 |
| 第二法 | 耳功 | 手摩耳轮，然后用鱼际掩耳道，食指压中指并滑下轻弹后脑。可解除头昏痛，防治耳鸣、耳聋 |
| 第三法 | 叩齿 | 上、下齿轻叩，可坚固牙齿，防牙痛 |
| 第四法 | 舌功 | 舌在口腔内、牙齿外先向左旋，然后右旋。可增进食欲，助消化，防止口苦、口臭 |

续表

| | 动作要领 | 具体要求 |
| --- | --- | --- |
| 第五法 | 漱津 | 将唾液鼓漱36次，分3次咽下。可增进食欲，助消化，防止口苦、口臭 |
| 第六法 | 擦鼻 | 拇指指背擦鼻翼。可防感冒，治疗鼻炎 |
| 第七法 | 目功 | 闭目，屈拇指，两拇指中节轻擦眼皮，再用拇指指背擦眉，然后眼球左右旋转。可防治目疾，增进视力 |
| 第八法 | 擦面 | 两掌搓热，由额擦至颌，再由下向上。可改善面部血液循环，防止出现皱纹 |
| 第九法 | 项功 | 手指交叉抱后颈争力，前俯后仰。可止肩痛、目昏 |
| 第十法 | 揉肩 | 掌揉对侧肩，可防治肩周炎 |
| 第十一法 | 夹脊 | 屈肘半握拳，前后摆动，带动胸胁扭转。可改善肩部血液循环，增强内脏功能 |
| 第十二法 | 搓腰 | 两掌搓热，分搓腰两侧。可防治腰痛、痛经、闭经 |
| 第十三法 | 搓尾骨 | 两手食指、中指分别搓尾骨部骶椎两侧。可防治脱肛、痔漏、便秘 |
| 第十四法 | 擦丹田 | 先将两掌搓热，绕脐分别顺时针划圆摩腹，可助消化，治疗便秘腹胀。一手兜阴囊，一手擦丹田，左右手各81次，可防治遗精、阳痿、早泄 |
| 第十五法 | 揉膝 | 掌揉膝关节，可防治关节病 |
| 第十六法 | 擦涌泉 | 两手食指、中指相并，分别摩擦对侧脚心。可调节心率，治疗头目眩晕、失眠 |
| 第十七法 | 织布式 | 正坐，两腿伸直并拢，手心向足前推，上身前俯，呼气；手心向里返回，吸气。可防治腰背酸痛 |
| 第十八法 | 和带脉 | 盘坐，两手胸前相握，上身先左转，然后右转 |

## （六）内养功

内养功是一种以调息为主的静功。在练功中强调腹式呼吸、呼吸停顿、舌体起落、意守丹田、配合默念字句等内容。

内养功有静心安神、培补元气、调和气血、协调内脏、强健脾胃等作用。在保持精神与机体松弛的状态下，用意念导引进行不同种类的呼吸锻炼，使腹腔内压产生周期性变化，从而活跃腹腔血液循环，促进胃肠蠕动。内养功对神经系统、呼吸系统和消化系统有较为显著的保健作用，对神志不安、情绪急躁、宗气不足、脾胃虚弱者有一定的强身作用。

内养功的练功姿势通常以侧卧位为主，亦可坐位或仰卧位，练功后期还可采用半卧位以增强体力。胃紧张力低下、蠕动力软弱及排空迟缓者，宜选用右侧卧位，饭后尤应如此。但对胃黏膜脱垂者，不宜选用右侧卧位。

练功时的呼吸吐纳方法常用的有3种：吸－停－呼、吸－呼－停、吸－停－吸－呼。一般多用前两种，后一种较少用。第二种呼吸法与平时的呼吸形式变化不大，故易于掌握。精神紧张所致胃肠功能低下者宜采用第一种呼吸法。内养功的呼吸吐纳还需配合默念、舌动、意守诸项动作，这样有利于安定情绪，排除杂念。意守丹田时，一般多意守下丹田（气海）；但如低血压或月经量多时，可守中丹田（膻中）或上丹田（两眉间）；高血压头痛或经闭时，可守下丹田或足趾。无论意守何处，都应做到似守非守。

### （七）强壮功

强壮功是对传统的释、儒、道各家练功方法进行整理综合而成，是一种在自然舒适的体位下，通过调整呼吸、意守、入静以达到强壮机体的静功功法。

练强壮功的体位要求自然舒适，一般采用以下几种体位：单盘式、双盘式、自然盘膝及站式。练功时，头部要正直，下颌回收，眼、口微闭，舌抵上腭，面带微笑，脊柱直立，腰椎微向前方，臀部坐实着床，下放一垫，胸部内含，垂肩坠肘，腹部平直，两手轻握，放于小腹前方或两侧膝上，全身轻松，毫无束缚之感。练强壮功时呼吸要柔和自然，随着练功的进度呼吸由细缓渐至顺畅、深长、均匀，然后意守呼吸，“意气合一”，以一念代万念逐渐入静，可用意守丹田法、听息法、数息法、默念法进入似睡非睡、似醒非醒的忘我状态，并将这种静态维持 30～40 分钟，然后收功。

强壮功对冠心病、高血压、自主神经功能紊乱等慢性疾病均有一定的防治效果。

## 第七节 娱乐养生

娱乐活动内容丰富，形式多样，如琴棋书画、花木鸟鱼、旅游观光、艺术欣赏等。所谓娱乐养生，是指通过轻松愉快、活泼多样的活动，在美好的生活气氛和高雅的情趣之中，舒畅情志、怡养心神、增加智慧、动筋骨、活气血、锻炼身体、增强体质，寓养生于娱乐之中，从而达到养神健形、益寿延年的目的。

用于养生的各种娱乐活动，其内容健康、情趣高雅、生动活泼，在轻松愉快的环境和气氛中给人以美的享受。娱乐活动的形式多样，动静不拘，可动静结合，柔刚相济，既可调养心神，又能活动筋骨，因而具有形神兼养之功。由于娱乐养生是将养生与娱乐相结合的一种完善形式，养乐结合，寓养于乐，故有身心兼养的作用。

琴、棋、书、画，古人称为四大雅趣，也是娱乐养生的主要形式和方法。它将艺术、感情交融在一起，既有强烈的感染力，又有明显的养生作用，并且各具特色。

## 一、音乐

音乐可以表达思想感情，抒发内心情怀，引起共鸣。《礼记·乐记》说："诗言其志也，歌咏其声也，舞动其容也，三者本于心，然后乐器从之，是故情深而文明气盛，而化神和神，积中而英华发外。"所以，养生的音乐只能是文明健康、美妙动听而感人的音乐，消极颓废的音乐则非养生所宜。《吕氏春秋》说："靡曼皓齿，郑卫之音，务以自乐，命之曰伐性之斧。"说的就是这个道理。

**1. 音乐养生的机理**

（1）抒发情感，调节情志：音乐用其特殊的语言形式，满足了人们宣泄情绪、表达愿望的需求，而情感的适当抒发对健康十分有利。音乐不仅可以表达情感，还能通过旋律的起伏和节奏的强弱调节情志。

（2）调和血脉，怡养五脏：《礼记·乐记》说："音乐者，流通血脉，动荡精神，以和正心也。"音乐通过调节情志使人欢悦，故而令周身脉道通畅、气血调达。古人认为宫、商、角、徵、羽五音分别与五脏有不同的调节作用（表6－17）。

**表6－17　五音的特点和作用**

| 五音 | 特点 | 作用 |
|---|---|---|
| 宫 | 悠扬谐和 | 助脾健运，旺盛食欲 |
| 商 | 铿锵肃劲 | 善制躁怒，使人安宁 |
| 角 | 条畅平和 | 善消忧郁，助人入眠 |
| 徵 | 抑扬咏越 | 通调血脉，抖擞精神 |
| 羽 | 柔和透彻 | 发人遐思，启迪心灵 |

（3）动形健身：欣赏音乐可令人心情舒畅、气血和调，演奏不同的乐器或伴随优美的乐曲而翩翩起舞还可使人动形健身。吹、拉、弹、拨各种不同的乐器，可以心手并用，既舒发情感，又活动肢体，而且手指的活动还能健脑益智。

### 2. 音乐养生的注意事项

（1）欣赏音乐要根据不同的情况有针对性地选择：如进餐时，听轻松活泼的乐曲较为适宜，有促进消化吸收的作用；临睡前，听缓慢悠扬的乐曲有利于入睡；工间休息时，听欢乐、明快的乐曲有利于解除疲劳等。

（2）要结合个人的身体情况选择曲目：如老年人、体弱者及心脏病者，宜选择慢节奏的乐曲；青年人宜选择强节奏的乐曲等。

（3）要根据个人爱好选择曲目：无论民族乐、管弦乐，还是地方戏曲，均以个人喜好为原则，同样都能起到调节情志的作用。

（4）要注意情绪的变化：练习、演奏乐曲要在心闲气静之时，方能达到养生健身的目的。情绪波动、忧伤恼怒之时，以暂不弹奏为佳。

## 二、弈棋

我国棋类众多，如围棋、象棋、军棋等，各具特色，变化万千，趣味无穷。弈棋之时，精神专一，意守棋局，杂念皆消，神情有弛有张。古人有“善弈者长寿”之说，弈棋不仅是紧张激烈的智力竞赛，更是有利身心、延年益寿的娱乐活动。

### 1. 弈棋养生的机理

养性益智、锻炼思维、舒畅身心。

### 2. 弈棋养生的注意事项

（1）饭后不宜立即弈棋：饭后应稍事休息，以便食物消化吸收。若饭后即面对棋局，必然会加速脑部活动，减少消化系统的供血，导致消化不良和胃肠疾病。

（2）弈棋时间不宜过长：下棋时间过长，会使下肢静脉血液回流不畅，出现下肢麻木、疼痛等症状，故弈棋时应适当活动，不应久坐。另外，长时间熬夜下棋，夜间休息减少，身体抵抗力下降，容易发生疾病。

（3）不宜情绪波动：过分紧张、激动，对身体十分有害。故弈棋应以探讨技艺为出发点和目的，不争强好胜，不计较得失，才能心平气和。

## 三、书画

书指书法，画指绘画，中国书画是具有浓郁民族特色的艺术表现形式，也是养生的有效手段之一。

1. 书画养生的机理

书画的健身养性之理在于增加情趣，身心兼娱，意气相合，神形统一。

2. 书画养生的注意事项

（1）劳累之时或病后体虚，不必强打精神写字作画。因身体本已气虚，再耗气伤身，会加重身体负担，不易恢复健康。

（2）大怒、惊恐或心情不舒之时，不宜立刻写字作画。因此时气机不畅，心情难静，一则不会写出好字、绘出好画，二则也伤身体。

（3）饭后不宜马上写字作画，这样会使食物壅滞胃肠，不利于消化吸收。

（4）"功到自然成"，写字作画不可操之过急，要持之以恒。

## 四、旅游

旅游是娱乐养生的内容之一，历代养生家多提倡远足郊游，而道家、佛家的庵、寺、庙也多建立在环山抱水、风景优美之处，以得山水之清气，修身养性。旅游不仅可以一览大好河山之壮丽景色，而且还能借以舒展情怀，开阔心胸，锻炼身体，增长见识，是一种有益于身心调养的活动。

1. 旅游养生的机理

旅游是一种有益于身心的综合运动，不仅可以欣赏自然美景，还可以锻炼身体，更可以开阔眼界、拓展知识，可谓一举多得。旅游养生的作用机理主要有：

（1）领略自然风光，呼吸新鲜空气。新鲜空气富含负氧离子，可使机体新陈代谢活跃，心情舒畅，精力充沛。

（2）陶冶性情，增长知识。旅游可以饱览自然风光，使人心情愉悦；又能了解不同的风土人情和地理环境，增长知识。

（3）锻炼体魄。旅游可以活动筋骨关节、锻炼体魄，使人气血流通，利关节而强筋骨。

（4）获得精神享受。旅游观光、周游世界，可开阔眼界，满足人们高层次的精神要求。

2. 旅游养生的注意事项

（1）选择合适的季节：春季春芽初萌，自然生发之气始生。逢春季应顺应自然之生机，踏青便是一项有益活动。夏季天气炎热，暑热之气难耐，此时若去海滨或森林，可避暑养气；若旅游外出，也应择时而往，避免太阳直射，尤避长时间在阳光下暴露；傍晚时分，泛舟湖上，观赏荷花，能使人顿感凉爽。秋高气爽的季节是旅游的最佳时期，无论登山临水还是游览古迹，均不失为最使人惬意的黄金季节。冬季雨雪偏多，一般不宜远游，但近处踏雪赏梅、观冰山玉树，也颇有情趣。

（2）应提高文化和鉴赏水平：如果文化素养低，鉴赏水平会受到影响，有时还会直接破坏旅游兴致。许多古代文化的内涵只有深入其中，才能体会其绝妙。游风景名胜，从某种角度来说，是在看一部历史。鉴赏水平提高了，就能深谙风景名胜的内在美，从而使旅游达到最佳的养生效果。

## 五、花木、垂钓

### （一）花木

自古以来，鲜花以其颜色、馨香、风采和风格赢得了人们的喜爱。鲜花不仅能美化环境、净化空气，有益于人们的身心健康，而且还是人类生活中不可缺少的物质资源。

#### 1. 花木养生的机理

花木不仅以其形、色美化环境，使人心情舒畅；其香能令人心醉神往，而且种植花木还能促使人不断学习有关知识，掌握新技术，更可以活动筋骨，丰富生活情趣，具有神、形兼养之功。

#### 2. 花木养生的原则

（1）因室养花：室内养花应根据居室条件，不可培养太多。如果窗台上摆满花草，可影响室内的阳光照射。

（2）注意观察，随时更换：有些花草分泌的香精油会使人头痛，或使支气管哮喘者发病；若对花粉过敏，则室内不宜养这类花卉，应立刻移至户外或更换其他花卉。

### （二）垂钓

垂钓作为一种户外活动，不仅能锻炼身体，而且修身养性，有益健康。

#### 1. 垂钓养生的机理

锻炼身体，陶冶情趣，练意养神，磨炼意志。

#### 2. 垂钓养生的注意事项

（1）风湿病者不宜从事垂钓活动，以免加重病情，引起身体不适。

（2）注意安全，不要久坐潮湿之地，以免生病。

（3）时间适度，时间不宜过长；不宜太专注于垂钓，更不宜没有收获而垂头丧气，破坏了垂钓的良好初衷。最好多人结伴，与野游、野炊等活动结合，更为有趣。

## 第八节 浴身养生

浴身，俗指洗澡，雅称沐浴。古时，“沐”指洗头发；“浴”指洗身体，现合为一词，包括洗头和洗身。浴身养生系指利用水、日光、空气、泥沙等有形或无形的天然物理因素，来沐浴锻炼以防病健身的方法。

浴身的方法不同，可分别起到发汗解表、祛风除湿、行气活血、舒筋活络、调和阴阳、振奋精神等作用。现代研究认为，沐浴可促进机体体温调节，改善血液循环和神经系统的功能状态，加速各组织器官的新陈代谢。

### 一、浴身养生的分类

浴身养生的分类见表6－18。

表6－18 浴身养生的分类

<table>
<tr><th>分类方式</th><th colspan="3">具体种类</th></tr>
<tr><td rowspan="4">根据不同的介质分类</td><td rowspan="3">有形</td><td rowspan="2">水浴</td><td>根据成分的不同，可分为淡水浴、海水浴、矿泉浴、药浴等</td></tr>
<tr><td>根据水温差异，可分为冷水浴、热水浴、蒸气浴等</td></tr>
<tr><td colspan="2">泥沙浴</td></tr>
<tr><td>无形</td><td colspan="2">日光浴、空气浴、森林浴和花香浴等有质而无形的沐浴</td></tr>
<tr><td>根据作用于身体不同部位分类</td><td colspan="3">全身浴、半身浴和局部浴</td></tr>
<tr><td>根据作用方式分类</td><td colspan="3">擦浴、浸浴、淋浴、湿敷等</td></tr>
</table>

### 二、冷水浴

在水温低于25℃的水中浸浴，或施行擦浴、淋浴，使身体接受寒冷水温作用的方法，称为冷水浴。

#### （一）冷水浴的作用机理

冷水浴对机体的作用可分为3个阶段（表6－19）：

表 6-19　冷水浴的作用阶段

| | 具体表现 |
|---|---|
| 第一阶段 | 皮肤接触冷水，外周毛细血管收缩，血液流向深层血管，皮肤颜色变白 |
| 第二阶段 | 外周血管扩张，内脏血液反流向体表血管，皮肤发红。此阶段持续时间的长短，与水温、气温、人体对寒冷的耐受能力等因素有关 |
| 第三阶段 | 外周血管再度收缩，皮肤苍白，口唇发紫，身体寒战，出现“鸡皮”现象 |

总的来说，冷水浴的作用机理主要有：

1. 增强心血管系统的功能，防止动脉硬化。
2. 增强中枢神经系统功能。
3. 加强呼吸器官的功能，提高抗寒能力。
4. 增强消化器官功能。
5. 使皮肤保持健美。

### （二）冷水浴的形式和操作方法（表 6-20）

表 6-20　冷水浴的形式和操作方法

| 形式 | 具体方法 |
|---|---|
| 浴面 | 将面部浸入冷水中，用鼻呼气，呼毕抬头吸气，如此反复 5~10 次；用毛巾蘸冷水摩擦脸、耳和颈项部，洗后用干毛巾擦干，再用手掌擦面、颈部，直至发红、发热 |
| 擦身 | 是冷水浴与按摩配合进行的锻炼方法。擦身的顺序为：脸→颈→上肢→背→脚→腹→下肢。摩擦四肢时，沿向心方向，即从肢端开始，以助静脉反流。手法由轻到重，时间因人而异，以皮肤发红、温热为度 |
| 淋浴 | 先用冷水淋湿手足，再用湿毛巾摩擦胸背部，然后在喷头下冲淋，同时用毛巾擦洗。洗浴时间根据水温、气温及个人身体情况灵活掌握，一般为 3~5 分钟，在寒战期前结束。淋浴完毕，宜用干浴巾擦干全身，使身体感到清爽、温暖、舒适 |
| 浴足 | 两脚浸入冷水中，用手或脚相互摩擦，每次 1~2 分钟，然后用干毛巾擦干。还可用手指按摩涌泉穴各 30 次左右 |
| 浸浴 | 即把身体浸入冷水中。应严格根据个人的耐受性来调节水温，开始时温度可略高，逐步降低，直至适宜的温度。水中停留时间一般为 0.5~2 分钟。出浴后用干浴巾将皮肤擦至微红，以浴后感到精神振作、温暖舒适、眠食俱佳为宜 |
| 冬泳 | 必须经过系统的室内冷水浴锻炼后、机体对寒冷有较强的适应能力、体质强壮者，方可考虑室外冬泳锻炼。冬泳前要做好准备活动，一般时间不宜过长 |

### （三）冷水浴的应用原则

冷水浴锻炼老少皆宜，四季皆可。其应用原则见表 6-21：

表6－21　冷水浴的应用原则

| 原则 | 具体要求 |
| --- | --- |
| 从温到凉 | 从温水开始（34℃～36℃），逐步下降至16℃～18℃，再至自然温度，最后降至不低于4℃。这样循序渐进，使身体有个逐渐适应过程 |
| 从夏到冬 | 冷水浴应先从夏季开始，中间不要间断，一直坚持到冬季 |
| 从局部到全身 | 可先做面浴、足浴，然后再做擦浴，最后到淋浴、浸浴 |
| 宜早不宜晚 | 冷水浴锻炼应在早晨进行，以振奋精神；如睡前冷水浴，会刺激大脑过度兴奋，影响睡眠 |
| 时间宜短 | 足浴浸泡不超过两分钟；擦浴也不要过重、过猛和时间过长；淋浴最初不超过30秒，应逐步延长，温暖的季节不超过5分钟，寒冷的季节不超过2分钟。如时间过长，反而对健康不利 |
| 浴前准备 | 擦浴、淋浴前，要先活动肢体，手擦皮肤使身体发暖不觉寒冷后，再淋浴。淋浴前，还可用少量冷水拍打胸背，适应后再冲淋 |
| 浴后擦干 | 先用湿毛巾、再用干浴巾迅速把身体擦干，直至皮肤发红、温暖，然后快速穿衣，以免受凉 |
| 冷水浴禁忌 | 患有严重心脏病、高血压、癫痫、胃炎者；有开放性肺结核、病毒性肝炎或其他严重肝、肺疾患者；急性、亚急性传染病尚未康复者，禁止冷水浴。此外，月经期和孕产期妇女，酒后、空腹、饱食、强劳动或剧烈运动后，都不宜进行冷水浴锻炼 |

## 三、热水浴

热水浴（包括冷热交替浴）是温热水浴的统称。根据水温可再细分为温水浴和热水浴。水温在36℃～38℃之间者为温水浴；水温在38℃以上者为热水浴。热水浴与冷水浴交替进行则称为冷热水交替浴。

### （一）热水浴的作用（表6－22）

表6－22　热水浴的作用机理

| 作用 | 机理 |
| --- | --- |
| 清洁皮肤 | 热水浴可消除皮肤的油垢，保持汗腺、毛孔通畅，提高皮肤的代谢功能和抗病能力 |
| 活血通络 | 由于水温和冲洗时的水压及机械按摩作用，可改善神经系统的兴奋性，扩张体表血管，加速血液循环；可促进新陈代谢，有利于代谢产物的排除；可降低肌肉张力，减轻痉挛，从而增强机体的抵抗力和健康水平 |
| 振奋精神，松弛紧张 | 水温不同，沐浴的作用也略有差异。热水对人体起刺激作用，入浴后可使血压升高、心跳加快、交感神经兴奋，使人产生要活动的欲望；温水对皮肤刺激较小，新陈代谢等生理作用也进行缓慢，心脏负荷较轻，副交感神经兴奋，起到镇静、催眠的作用 |

## (二) 热水浴的方法

热水浴的方法很多，可在盆中洗浴，可在浴池中浸泡，更多的则采取淋浴方式。可施行全身沐浴，也可用局部沐浴，如面浴、足浴及湿热敷等。可根据需要、生活习惯、身体状况及现实条件灵活选择。

冷热水交替浴系热水浴与冷水浴的交替合并使用，一般程序为先热后冷。先按上述热水浴方法沐浴，使毛孔扩张、皮脂污垢清除；然后再以冲淋法施冷水浴。冲淋时，可按照以下步骤进行：冲淋上肢→下肢→腰部→胸部→背部→头顶。同时配合擦浴、转动肢体，以通体清爽、舒适为度。最后用干浴巾接干全身，穿好衣服。

## (三) 热水浴的应用原则（表6－23）

**表6－23 热水浴的应用原则**

| 原则 | 具体要求 |
|---|---|
| 水温适宜 | 沐浴的水温可根据习惯和身体情况而定。古人也主张沐浴水温适宜，不可太热。因水温过高可使腠理开泄，蒸迫汗液，伤人津气；如长时间在热水中浸泡，会使全身体表血管扩张，心脑血流量减少，引起大脑缺氧、缺血，甚至导致晕厥 |
| 次数得当 | 沐浴的次数无统一标准，一般来说，皮脂腺分泌旺盛者可适当增加次数；消瘦者沐浴次数可减少；强体力劳动后出汗较多，要随时洗澡；从事某种可能污染皮肤的工作时，工作完毕后应洗澡；老年人洗澡不要过频 |

## (四) 热水浴的注意事项

热水浴是一种良好的保健方法，但科学地运用才能达到保健的目的（表6－24）。

**表6－24 热水浴的注意事项**

| | |
|---|---|
| 浴室宜暖而忌风 | 浴室温度应保持在20℃～25℃；注意通风，但须避免直吹冷风 |
| 饥饱不浴 | 饭前、饭后30分钟内不宜沐浴。因洗澡时，血液集中到体表，胃肠道的血液供应减少，同时胃酸分泌降低，使消化能力减弱；饥饿时洗澡会引起低血糖，尤应注意 |
| 少用肥皂 | 皮脂腺分泌油脂，可滋润、保护皮肤，如洗掉这层薄薄的油脂，皮肤即干燥易裂和脱屑。尤其老年人皮脂腺萎缩，用碱性强的肥皂，会使皮肤更加干燥，降低其保护作用，使细菌得以滋生 |

续表

| | |
|---|---|
| 预防“晕澡” | 沐浴时，若可出现头晕、恶心、胸闷、心悸、口渴、出汗、四肢无力，甚至晕倒在地，称为“晕澡”，多见于老年人或体弱者。预防方法是精神放松，不要有紧迫感；入浴缓慢，身体不要突然泡入水中；浴时如感头晕不适，应停止洗浴，在空气新鲜处平躺，注意保暖；体弱者浴前可喝杯糖盐水，防止出汗过多；年老及有心、肺、脑疾患者不宜单独洗浴，应有人陪同，入浴时间也不宜过久 |
| 禁忌人群 | 患传染病、皮肤损伤、经期妇女不宜盆浴，以免感染或交叉感染，以淋浴或擦浴为宜 |

## 四、蒸汽浴

蒸汽浴是在具有特殊结构的房屋内将蒸气加热，人在弥漫的蒸汽中沐浴。古典蒸汽浴是在浴室内将壁炉内或地炉上几块特殊的石头加热，然后熄灭炉火，在石头上泼水产生蒸汽，当温度、湿度达到一定标准，即可入浴。现代蒸汽浴则是由恒温控制电加热器将石头加热。

### （一）蒸汽浴的作用机理

中医学认为，蒸汽浴时，人处于湿热空气的蒸腾中，腠理、口鼻同时感受，外至肌肤，内及脏腑，都得濡养，既可开发阳气、振奋气机，又能滋阴润燥、利水消肿。经常蒸汽浴有调和营卫、镇静安神之功效。

### （二）蒸汽浴的步骤和方法

蒸汽浴的方法和步骤与一般沐浴不同，独具特色（表6－25）。

表6－25 蒸汽浴的步骤和方法

| 步骤 | 具体方法 |
|---|---|
| 准备 | 更衣后进入淋浴室，用温水、浴液洗净全身并擦干或用热风吹干 |
| 入浴 | 进入蒸汽浴室后，根据个人体质及耐受程度，在浴室四壁不同高度的木板上平卧或坐位，可不断变换体位以均匀受热，还可用树枝烫软后拍打身体，以产生机械刺激和流通空气。历时7～15分钟 |
| 降温 | 待全身发热后，走出蒸汽浴室，进入降温室，用14℃～20℃的冷水冲淋或浸泡2～3分钟，也可在户外冷空气降温，或游泳降温 |
| 再次入浴 | 出浴后经过一定时间降温，在还未出现寒冷感觉时即擦干身体，休息10分钟后，再进入蒸汽浴室，停留一段时间后，离开蒸汽浴室降温。如此反复2～5次 |

### (三) 蒸汽浴的应用原则

蒸汽浴时，宜根据个人具体情况选定适当温度、湿度和停留时间。健康人在干热蒸汽浴室内（温度80℃~90℃，湿度20%~40%），平均耐受时间为17分钟左右；在湿热蒸汽浴室内（温度40℃~50℃，湿度80%~100%），一次最多可停留19分钟。

降温时所用的冷水温度及持续时间因人而异，原则上不应出现寒战或不适感。最好以热水浴足结束沐浴。浴后休息半小时以上，同时喝些淡盐水或果汁补充体内水分和电解质。

蒸汽浴从起始到结束包括休息需要1.5~2.5小时，一般每周1次。

蒸汽浴的注意事项与冷水浴、热水浴大致相同。儿童入浴时间不宜过长，以10分钟为宜；运动员训练及赛前1~2天不应进行蒸汽浴，应在运动后进行。

蒸汽浴禁忌人群：急性炎症、传染病、高血压、重症动脉硬化、糖尿病并发酮症酸中毒、甲亢、慢性酒精中毒、癫痫、肾功能衰竭、恶性肿瘤、有出血倾向者，禁止蒸汽浴。

## 五、矿泉浴

矿泉浴系指应用一定温度、压力和不同成分的矿泉水沐浴。矿泉水有冷、热两种，冷泉常可饮用，热泉则多入浴。由于沐浴的矿泉多有一定的温度，故矿泉浴又称为温泉浴，古籍称温泉为汤泉、沸泉。矿泉不同于井水和一般泉水，它是一种由地壳深层自然流出或钻孔涌出地表、含有一定量矿物质的地下水。与普通地下水相比，矿泉有三大特点：温度较高，含有较高浓度的化学成分，含有一定的气体。

### (一) 矿泉的分类

我国古代关于矿泉浴健身防病的记载较多，对矿泉的分类也做过大量的探索。《食物本草》对此就有论述。李时珍在《本草纲目》中对我国600多处矿泉做了记载和分类，记述其不同作用。当时的矿泉分为硫黄泉、朱砂泉、雄黄泉、矾石泉、砒石泉等。

一般而言，现代是以矿泉中的主要离子、气体及某些活性元素作为分类的基础。

## （二）矿泉浴的方法

矿泉浴的方法很多，较常用的方法有浸浴、直喷浴、运动浴。

### 1. 浸浴

浸浴是应用最广泛的方法，可用盆浴或在浴池中进行，具有兴奋、强壮和镇静作用。根据浸浴的部位又分为半身浸浴和全身浸浴（表6－26）。

表6－26　浸浴的方法

| 分类 | 具体方法 |
| --- | --- |
| 半身浸浴 | 坐在浴池或浴盆中，上身背部用浴巾覆盖以免受冻 |
| 全身浸浴 | 仰卧，全身浸泡在浴盆或浴池中，水面不超过乳头水平，以免影响呼吸和心脏功能 |

### 2. 直喷浴

直喷浴应有专门设备，浴者立于距操纵台2～3m处，操作者持水枪，用1～3个大气压，将38℃～42℃的热水喷射全身或局部，每次3～5分钟，本法多用于治疗腰部疾患。

### 3. 运动浴

浴者在类似游泳池的大浴池内做各种医疗体操动作，如弯腰、行走、下蹲、举臂、抬腿等，每次20～25分钟，每日1次。多用于康复功能锻炼。

## （三）矿泉浴的应用原则（表6－27）

表6－27　矿泉浴的应用原则

| 原则 | 具体要求 |
| --- | --- |
| 矿泉的选择 | 矿泉所含的化学成分差异颇大，沐浴时应在医生指导下有所选择，不能盲目使用，否则往往适得其反。如硫黄泉对治疗皮肤病有效，但神经衰弱者应用会加重失眠 |
| 矿泉浴的温度 | 适宜温度为38℃～40℃，但因泉质和使用目的不同亦有所区别，如碳酸泉、硫黄泉的温度一般在37℃～38℃或更低，否则因有效气体挥发而失效 |
| 矿泉浴的时间与疗程 | 一般矿泉浴每次15～20分钟，以浴后感觉舒适为度。如浴中脉搏超过120次/分，或浴后感觉疲倦，则应停止沐浴。每个疗程为20～30次，可每日1次，亦可连续沐浴2～3次休息1天。两个疗程之间应休息7～10天，不得连续沐浴，以免产生耐受性，影响效果 |

## （四）矿泉浴的注意事项

矿泉浴的一般注意事项与热水浴相同，但需注意可能出现的矿泉浴反应。矿泉浴初始数日，往往出现全身不适或病情加重现象，称为矿泉浴反应，可分为全身反应和局部反应两种情况。全身反应可表现为疲劳、失眠、心慌、眩晕、吐泻、癫痫、全身皮疹、上呼吸道感染等；局部反应为患处疼痛、肿胀、活动受限。如反应轻微，可继续治疗，如持续时间较长或症状严重，则应停止沐浴。

矿泉浴的禁忌证：凡属一切急性发热性疾病、急性传染病、活动性结核病、恶性肿瘤、出血性疾病、严重心肾疾患、高血压、动脉硬化者，以及妇女在经期、孕产期，均不宜施行矿泉浴。

## 六、药浴

药浴是在水中加入中药煎液或浸液，或直接用中药蒸汽沐浴全身或熏洗局部的健身防病方法。药浴时，除水自身的理化作用（主要是温热作用）外，主要是中药对人体的影响。中药水溶液的有效成分从体表和呼吸道黏膜进入体内，可起到舒通经络、活血化瘀、祛风散寒、清热解毒、祛湿止痒等作用。现代研究也证实，药浴能提高血液中某些免疫球蛋白的含量，从而达到强身健体、防治疾病的目的。

药浴的使用在我国由来已久。据载，自周朝开始就流行“香汤浴”（即用佩兰煎汤）洁身。宋明时期，“香汤浴”传入民间，出现了专供洗浴的“香水行”，且形成习俗。如除夕之日用“五香汤”（兰香、荆芥、零陵香、白檀香、木香）沐浴，浴后令人遍体馨香，精神振奋；阴历二月二日取枸杞煎汤沐浴，“令人肌肤光泽，不老不病”；夏季用“五枝汤”（桂枝、槐技、桃枝、柳枝、麻枝）洗浴，可疏风气、驱瘴毒、滋血脉。及至清代，药浴不仅作为健身益寿的方法，而且广泛用于疾病的治疗和康复。

药浴形式多种多样，常用的有浸浴、熏蒸、烫敷，作为养生保健方法时，以浸浴多见（表6－28）。

**表6－28　药浴的方法**

| 分类 | 具体方法 |
|---|---|
| 浸浴 | 将中药用纱布包好，加约10倍的清水，浸泡20分钟，煎煮30分钟，将药液倒入水中，即可浸浴。一剂可用2～3次，每次浸浴20分钟，每日1次。既可全身浸浴也可局部浸泡 |

续表

| 分类 | 具体方法 |
|---|---|
| 熏蒸 | 将中药置纱布袋中，放入较大容器中煎煮，用煎煮时产生的热气熏蒸局部；或在蒸汽室全身熏蒸。通常趁药液温度高、蒸汽多时，先熏蒸后淋洗；当温度降至37℃～42℃时，再浸浴 |
| 烫敷 | 将中药分别放入两个纱布袋中，在笼屉或蒸锅内蒸透，趁热交替放在局部烫敷，可配以按摩，效果更好。每次20～30分钟，每日1～2次，2～3周为一疗程 |

## 第九节　药物养生

药物养生是运用具有抗老防衰作用的药物，达到延缓衰老、健身强身目的的方法。

### 一、药物养生的作用机理

药物养生的作用机理见表6－29。

表6－29　药物养生的作用机理

| 作用 | 机理 |
|---|---|
| 固护先天及后天 | 人体健康长寿的重要条件是先天禀赋强盛、后天营养充足。方药健身防老作用多立足于固护先天及后天，即以固护脾肾为重点，并辅以其他方法，如行气、活血、清热、利湿等，以达到强身保健的目 |
| 着眼补虚泻实 | 用方药延年益寿，主要在于运用药物补偏救弊，调整机体阴阳气血出现的偏差，协调脏腑功能，疏通经络血脉 |
| 调理阴阳 | 运用方药益寿延年，其基本点即在于燮理阴阳，调整阴阳的偏盛偏衰，使其复归于“阴平阳秘”的动态平衡状态 |

### 二、药物养生的应用原则

药物养生的具体应用多着眼于补、泻两个方面，用之得当，在一定程度上可起到益寿延年的作用。但药物不是万能的，必须同时注重自身锻炼和摄养。药物只是一种辅助的养生措施，在实际应用中应掌握一些原则（表6－30）。

表6－30 药物养生的应用原则

| 原则 | 具体要求 |
|---|---|
| 不盲目进补 | 用补益法进行调养，一般多用于老年人和体弱多病者，这类人的体质多“虚”，故宜用补益之法。无病体健之人一般不需服用 |
| 补勿过偏 | 进补的目的在于协调阴阳，宜恰到好处，不可过偏。过偏则反而成害，导致阴阳新的失衡，使机体遭受又一次损伤 |
| 辨证进补 | 虚人当补，但虚人的具体情况各有不同，故进补时一定要分清脏腑、气血、阴阳、寒热、虚实，辨证施补，方可取得益寿延年之效，而不致出现偏颇 |
| 盛者宜泻 | 药物养生以补虚为主。然而，体虚而本实者也并不少见，此时只谈其虚而不论其实，亦未免有失偏颇，泻实之法也是抗衰延年的一个重要原则 |
| 泻不伤正 | 体盛邪实者，用宜泻通利方可使阴阳气血平衡。但在养生调摄中，亦要注意攻泻之法的恰当运用。不可因其体盛而过分攻泻，攻泻太过则易导致人体正气虚乏，不但起不到益寿延年的作用，反而适得其反 |
| 用药缓图 | 用药宜缓图其功，要有一个渐变过程，不宜急于求成 |

## 三、益寿延年中药举例

具有延年益寿作用的中药有很多，历代本草及医家著述均有所记载。这类药物，一般均有补益作用，同时也能疗疾，即有病祛病，无病强身延年。这类药物可以复方亦可以单味服用。兹按其功用分为补气、养血、滋阴、补阳四类，现举例介绍（表6－31）。

表6－31 益寿延年中药举例

| 功用 | 中药举例 |
|---|---|
| 补气 | 人参、黄芪、茯苓、山药、薏苡仁 |
| 养血 | 熟地黄、何首乌、龙眼肉、阿胶、紫河车 |
| 滋阴 | 枸杞子、玉竹、黄精、桑椹、女贞子 |
| 补阳 | 菟丝子、鹿茸、肉苁蓉、杜仲 |

## 四、益寿延年方的组方原则

益寿延年方大多是针对年老体弱者而设。综观历代医籍所载益寿延年方多以补脾肾为主，系根据老年人脾肾易虚之特点而设。然而，方剂的组成是以辨证为依据，药物间的配伍有君、臣、佐、使之分，要求有机配合、互相协调，达到预期的目的。因而，益寿延年方的组成是有一定法度的（表6－32）。

表6－32 益寿延年方的组方原则

| 原则 | 具体要求 |
|---|---|
| 动静结合 | 大凡益寿延年方剂多有补益之功效，对于年老、体弱之人多有补益。但补益之品，多壅滞凝重，守而不走，可加入行气、活血引经之药，使补而不滞，补而无弊，补得其所 |
| 补泻结合 | 药物养生是以抗衰防老、益寿延年为目的，用药无论是补、是泻，都调整人体的阴阳气血平衡，使之归于阴平阳秘的状态，故在实际应用中应视机体情况而定 |
| 寒热适中 | 药性有寒、热、温、凉之别，组方有君、臣、佐、使之分。益寿延年方药多用于老年人，故在遣方用药方面，也应注意药性问题 |
| 相辅相成 | 药物配伍应用的目的，就是通过药物间的相互搭配、相辅相成来体现的。益寿延年方剂即是以补益为重点，辅以其他而组成的 |

## 五、益寿延年名方举例

目前较常用的益寿延年名方见表6－33：

表6－33 常用益寿延年名方

| 种类 | 方名 | 功效 | 主治 | 药物组成 |
|---|---|---|---|---|
| 健脾益气方 | 人参固本丸 | 益气养阴 | 气阴两虚所致气短乏力、口渴心烦、头昏腰酸 | 人参、天冬、麦冬、生地黄、熟地黄、白蜜 |
| | 八珍糕 | 健脾养胃，益气和中 | 年迈体衰，脏腑虚损，脾胃薄弱所致食少腹胀、面黄肌瘦、腹痛便溏等。 | 茯苓、莲子、芡实、扁豆、薏苡仁、藕粉、党参、白术、白糖 |
| 益肾方 | 彭祖延年柏子仁丸 | 益肾填精 | 体虚、肾衰所致的记忆力减退等 | 柏子仁、蛇床子、菟丝子、覆盆子、石斛、巴戟天、杜仲、天冬、远志、天雄、续断、桂心、菖蒲、泽泻、薯蓣、人参、干地黄、山茱萸、五味子、钟乳、肉苁蓉、白蜜 |
| | 胡桃丸 | 补肾气，壮筋骨 | 老年人肾气虚衰所致腰膝酸软无力 | 胡桃仁（捣膏）、破故纸、杜仲、萆薢 |
| | 补天大造丸 | 大补肾元 | 老人肾阴肾阳俱虚所致腰膝无力、口渴烦热 | 侧柏叶、熟地黄、生地黄、牛膝、杜仲、天冬、麦冬、陈皮、干姜、白术、五味子、黄柏、当归身、小茴香、枸杞子、紫河车 |
| | 何首乌丸 | 滋补肝肾 | 老年人肾之阴阳俱虚所致腰膝无力、心烦难寐 | 何首乌、熟地黄、地骨皮、牛膝、桂心、菟丝子、肉苁蓉、制附子、桑椹、柏子仁、薯蓣、鹿茸、芸苔子、五味子、白蜜 |

# 第十节 局部养生

## 一、口腔保健

口腔是人体的“开放门户”之一，不但通过口腔摄取营养物质，而且各种细菌、病毒、寄生虫卵也可通过口腔进入人体，“病从口入”是尽人皆知的道理。做好口腔卫生保健，不仅可以预防口腔和牙齿疾病，而且可以有效地防治多种全身性疾病。口腔病灶不能及时正确治疗，就会影响机体免疫功能，可引起许多疾病，如急性和亚急性心内膜炎、肾炎、风湿热、关节炎、白血病、恶性肿瘤及呼吸道疾病等，所以口腔保健是预防全身疾病的一项重要措施。

### （一）固齿保健法

保持良好的卫生习惯，重视固齿保健术，是养生保健的一项重要任务（表6－34）。

表6－34 固齿保健法的原则

| | 具体要求 | 作用 |
|---|---|---|
| 口宜勤漱 | 一日三餐之后皆需漱口。漱口的方法包括水漱、茶漱、津漱、盐水漱、食醋漱、中药泡水漱等 | 能清除口中的浊气和食物残渣，清洁口齿 |
| 早晚刷牙 | 每日早晚各刷牙1次，晚上睡前刷牙更为重要。顺牙缝方向竖刷，先里后外，力量适度。横刷和用力过大不易清洁牙间污物，又可能损伤牙周组织，导致牙龈萎缩 | 可清洁口腔，按摩齿龈，促进血液循环，增加抗病能力 |
| 齿宜常叩 | 清晨叩齿意义更大，方法是：排除杂念，思想放松，口唇轻闭，先叩臼齿50次，然后叩门牙50次，再错牙叩犬齿部位50次。每日早晚各1次，亦可增加叩齿次数 | 健齿、固齿 |
| 搓唇按摩 | 将口唇闭合，用右手并拢的四指，轻轻在口唇外沿顺时针方向和逆时针方向揉搓，直至局部微热发红为止 | 促进口腔和牙龈的血液循环，健齿、固齿，防治牙齿疾病，且有颜面美容保健作用 |
| 正确咀嚼 | 咀嚼食物应双侧，或两侧交替使用牙齿，不宜只习惯于单侧牙齿咀嚼。使用单侧牙齿的弊端有三点：因负担过重而易造成牙本质过敏或牙髓炎；易发生牙龈废用性萎缩而致牙病；引起面容不端正 | 美容、固齿 |

续表

| | 具体要求 | 作用 |
|---|---|---|
| 饮食保健 | 应适当食用一些含维生素丰富的新鲜蔬菜、水果及含维生素 A、D、C 丰富的动物肝、肾及蛋黄、牛奶等。妊娠期、哺乳期妇女及婴幼童尤应注意适当补充这类食品，保证牙釉质的发育 | 牙齿发育不可缺少的营养成分 |
| 药物保健 | 清代宫廷中固齿秘方：生大黄、熟大黄、生石膏、熟石膏、骨碎补、杜仲、青盐、食盐各 30g，明矾、枯矾、当归各 15g，研成细末，做牙粉使用 | 洁齿、健齿、固齿，使牙齿不易脱落。对胃热牙痛尤为适用 |
| 纠正恶习 | 儿童不吮手指、不咬笔管，饭后不宜用牙签等物剔牙 | 避免损伤齿龈组织而造成感染、溃烂等 |
| 防药物损齿 | 牙齿有病应及时治疗，但应避免一些不利于牙齿的药物，尤其在妊娠期、哺乳期妇女和婴幼儿不宜服用四环素类药物 | 避免乳牙发黄，造成永久性黄牙，或引起牙釉质发育不全，易发生龋齿 |

## （二）唾液保健法

唾液俗称口水，为津液所化，是一种与生命密切相关的天然补品，又称“玉泉”“琼浆”“金津玉液”“甘露”“华池之水”等。漱津咽唾古称“胎食”，是自古倡导的一种强身方法。

**1. 唾液的保健作用**

《素问·宣明五气》说：“脾为涎，肾为唾。”唾液由脾肾所主。李时珍说：“人舌下有四窍，两窍通心气，两窍通肾气。心气流于舌下为灵液。道家语之金浆玉醴，溢为醴泉，聚为华池，散为津液，降为甘露，所以灌溉脏腑，润泽肢体。故修养家咽津纳气，谓之清水灌灵根。”《红炉点雪》中指出：“津既咽下，在心化血，在肝明目，在脾养神，在肺助气，在肾生精，自然百骸调畅，诸病不生。”唾液的保健作用主要有：

（1）帮助消化。

（2）保护消化道。

（3）解毒作用。

（4）延缓衰老。

（5）防病治病，促使伤口愈合。

### 2. 漱津咽唾法（表6-35）

表6-35 漱津咽唾法的原则

| | 具体要求 |
|---|---|
| 常食法 | 坐姿、卧姿、站姿均可，平心静气，以舌舔上腭或将舌伸至上颌牙齿外侧，上下搅动，然后伸向里侧，再上下左右搅动，古人称其为"赤龙搅天池"。待到唾液满口时，再分3次将津液咽下，并以意念送至丹田。或与叩齿配合进行，先叩齿，后漱津咽唾。每次三度九咽，时间以早晚为好。若有时间，亦可多做几次 |
| 配合气功服食法 | 以静功为宜，具体做法是：排除杂念，意念丹田，舌抵上腭，双目微闭，松静自然，调息入静。吸气时，舌抵上齿外缘，不断舔动以促进唾液分泌；呼气时，舌尖放下，气从丹田上引，口微开，徐徐吐气，待到唾液满口时，分3次缓缓咽下。每日早晚可各练半小时 |

## 二、颜面保健

颜面保健，古人谓之"驻颜"。面容美是指面色红润、洁白细腻，无明显皱纹和雀斑、皮肤病等。我国传统美容保健有广义和狭义之分，广义是指养护颜面、须发、五官、皮肤等；狭义是专指用传统方法护养容颜。

中医学将面部不同部位分属五脏，即左颊属肝，右颊属肺，头额属心，下颏属肾，鼻属脾。尤以心与颜面最为密切，面部的变化可反映心之经络的气血盛衰和病变。凡养生者，皆重视颜面保健，注重采取整体综合调养（表6-36）。

表6-36 颜面保健的原则

| | | 具体要求 | 作用 |
|---|---|---|---|
| 浴面 | | 洗面宜用软水，软水含矿物质较少，对皮肤有软化作用。冷温交替洗面，能加强皮肤血液循环，使皮肤细腻滑嫩。洗面次数一般应早、午、晚各1次。应有针对性地选择洁面用品 | 能疏通气血，促进五脏精气外荣 |
| 按摩 | 彭祖浴面法 | 清晨起床用双手摩擦耳朵，然后轻轻牵拉耳朵；再用手指摩擦头皮，梳理头发；最后将双手摩热，以热手擦面，从上向下14次 | 可使颜面气血流通，面有光泽，头发不白，且有预防作用 |
| | 搓涂美颜法 | 每日晨起静坐，闭目，排除杂念。以两手相互搓热，擦面7次。后鼓腮如漱水状漱几十次，至津液多时，取之涂面，用手再搓数次，至面部发热 | 凝神静坐而养神气，搓面以光润皮肤，悦泽容颜 |
| 针灸 | | 针刺丝竹空、攒竹、太阳、迎香、颊车、翳风等，配中脘、合谷、曲池、足三里、胃俞、关元、漏谷等；灸神阙、关元、气海、中脘、命门、大椎、身柱、膏肓、肾俞、脾俞、胃俞、足三里、三阴交、曲池和下廉等 | 可强身美容、益气和血，增加皮肤弹性，除皱防皱 |

续表

| | 方法 | 作用 |
|---|---|---|
| 饮食调理 | “驻颜”“耐老”返老”等食品，如芝麻、蜂蜜、香菇、人乳、牛乳、羊乳、海参、南瓜子、莲藕、冬瓜、樱桃、小麦等；食疗药膳，如胡桃粥、红枣粥、燕窝粥、胡萝卜粥、薏米百合粥，可清热润燥，治疗面部扁平疣、痤疮、雀斑等 | 不仅可使面色嫩白、红润光泽，而且还能延年益寿 |
| 药物调理 | 复方：隋炀帝后宫面白散：橘皮 30g，冬瓜仁 50g，桃花 40g，捣细为末即可，每次 2g，每日 3 次。<br>三花除皱液：桃花、荷花、芙蓉花适量，冬以雪水煎汤频洗面部，可活血散瘀，润肤除皱<br>或枸杞子酒、桃花美容酒、珍珠散、玉容西施散等 | 通过调整脏腑、气血、经络的功能，或活血祛瘀、祛风散寒、清热解毒、消肿散结等，达到润肤增白、除皱减皱、驻颜美容效果 |
| | 单味中药：白芷、白附子、玉竹、枸杞子、杏仁、桃仁、黑芝麻、防风、猪肤、桃花、辛夷等 | 润泽皮肤，增加皮肤弹性 |
| 气功 | 佛家童面功：自然盘坐，思想集中，排除杂念，双手掌放在两膝上。上体端正，双目微闭，舌舔上腭，意守丹田，呼吸要细匀深长。然后用意念将气血引导到丹田处，以意领气，口中默念“上丹田，中丹田，下丹田，后丹田”，使气血随着意念沿任督二脉循行到四个丹田部位，循环一圈为 1 次，如此反复 18 次 | 使气血旺盛、精神振奋，故可达面如童颜的功能。可调整身体内部功能，增强体质，从而达到防病强身、驻颜长寿目的 |

## 三、头发保健

头发保健，又称美发。中国人美发的标准是：发黑而有光泽，发粗而密集，发长而秀美。故未老发早灰白、发枯焦稀疏、脱发等均属病态。

头发保健的方法见表 6－37。

**表 6－37　头发保健的原则**

| | 具体要求 | 作用 |
|---|---|---|
| 梳理、按摩 | 梳头的正确做法应是：由前向后，再由后向前；由左向右，再由右向左，如此循环往复，梳头数十次或数百次，最后整理头发，将头发梳理平整光滑<br>梳发时间：一般可在清晨、午休、晚睡前，或其他空余时间皆可<br>梳头时还可结合手指按摩：即双手十指自然分开，用指腹或指端从额前发际向后发际做环状揉动，然后再由两侧向头顶揉动按摩，用力均匀一致，如此反复做 36 次，以头皮微热为度 | 可疏通气血，散风明目，缓解头痛，荣发固发，防止脱发和早生白发，促进睡眠。亦有助于降低血压，预防脑血管病发生；或振奋阳气，健脑提神，解除疲劳 |

续表

| | | 具体要求 | 作用 |
|---|---|---|---|
| 洗发、烫发宜忌 | | 干性头发宜10~15天洗1次；油性头发宜5天洗1次；中性头发宜7天洗1次；年老体虚者，洗发次数可适当减少。洗发水温不宜太凉或太热，以37℃~38℃为佳。烫发不宜过勤，以4~6个月1次为宜。干性头发不可勤烫，孕妇、产妇、小儿皆不宜烫发<br>干性和中性头发用偏于中性的洗发、护发用品，油性头发可用偏于碱性的洗发用品 | 经常洗发可保持头部清洁，清除头皮表面代谢产物、细菌和微生物，有利于保持头发的明亮光泽 |
| 饮食调理 | | 可适量食用含蛋白质、碘、钙和维生素B、A、E等较丰富的天然食物，如鲜奶、鱼、蛋类、豆类、绿色蔬菜、瓜果、粗粮等，饮食宜多样化，合理搭配 | 保持体内酸碱平衡，健发、美发，防止头发早白等 |
| | | 芝麻核桃糖蘸：赤砂糖500g，黑芝麻、核桃仁各250g，经常服用。 | 防治头发早白、脱发等 |
| 药物调理 | 外用 | 香发散：零陵香30g，辛夷15g，玫瑰花15g，檀香18g，川大黄12g，甘草12g，丹皮12g，山柰9g，丁香9g，细辛9g，白芷9g，苏合香油9g。研药为细末，用苏合香油搅匀，晾干。均匀涂发上，蓖去 | 有洁发、香发作用，久用发落重生，至老不白 |
| | | 令发不落方：榧子3个，胡桃2个，侧柏叶30g，共捣烂，浸泡雪水内，用浸液洗发 | 有止发落、令发黑润之效，尤其对血热发落有良效 |
| | 内服 | 胡麻、油菜子、榴花、核桃、椰子浆、猕猴桃、槐实、桑椹、黑大豆等 | 具有健发作用 |
| | | 瓜子散：瓜子、白芷、当归、川芎、炙甘草各60g，煎药为散，饭后服1g左右，日3次 | 有活血补血、美发荣肤作用，可防衰抗老，预防头发早白 |
| | | 地黄酒、黄精酒、枸杞酒等 | 补虚通血脉，使白发变黑 |
| | | 七宝美髯丹、首乌延寿丹 | 有壮筋骨、固精气、乌须发之功 |
| 气功 | | 导引生发功：坐地，后取两种姿势：一是并伸两脚，用两手按在小腿上，腰前俯，头着地；二是舒伸两脚，相距一尺，用两手握小腿，以头顶着地。两种动作各做12次 | 导引督脉，直接刺激督脉起点长强穴，使精气从下而上，直达头顶百会穴，有利于发根营养，有美发效果 |
| | | 升冠鬓不斑法：子午时握固端坐，凝神绝念，两眼令光上初泥丸，存想，追摄二气，自尾闾间，上升下降，返还气海。做9次 | 使阳升阴降，任督流通，形成一个小周天，可有效改善脑供血，排除忧愁焦虑，有养血、宁心、黑发之功 |
| 其他 | | 保持精神愉快，避免七情过度刺激；积极参加运动锻炼，防治全身性疾病；戒除吸烟、酗酒、暴食暴饮等不良习惯；合理用脑，劳逸结合，养成良好的生活习惯 | |

头发的荣枯能直接反映五脏气血的盛衰。七情过极，亦可引起头发的变化，如忧愁思虑过度常引起早白、脱发。一般而言，头发由黑变灰、变白的过程，即是机体精气由盛转衰的过程。

## 四、眼睛保健

眼睛与脏腑经络的关系非常密切，它是人体精气神的综合反映。历代养生家都把养目健目作为养生的一项重要内容，并积累了不少行之有效的方法和措施（表 6－38）。

**表 6－38　眼睛保健的原则**

| | 具体要求 | 作用 |
|---|---|---|
| 运目保健 | 运睛：早晨醒后，先闭目，眼球从右向左，从左向右，各旋转 10 次；然后睁目坐定，用眼睛依次看左、右，左上角、右上角、左下角、右下角，反复四五次；晚上睡觉前，先睁目运睛，后闭目运睛各 10 次左右 | 增强眼睛灵敏性，能祛除内障外翳，纠正近视和远视 |
| | 远眺：眼睛眺望远处景物 | 调节眼球功能，避免眼球变形而导致视力减退 |
| | 眨眼、虎视、瞪目、顾盼等 | 使眼周围的肌肉得到更多的血液和淋巴液的营养 |
| 按摩健目 | 熨目：双手掌面摩擦至热，在睁目时，两手掌分别按在双目上，使其热气熨双目，稍冷再摩再熨，如此反复 3～5 遍，每天可做数次 | 有温通阳气、明目提神作用 |
| | 捏眦：闭气后用手捏按两目之四角，直至微感闷气时即可换气结束，连续 3～5 遍，每日可做数次 | 提高视力 |
| | 点按穴位：用食指指腹或大拇指背第一关节，点按丝竹空、鱼腰，或攒竹、四白、太阳穴等，手法由轻到重，以有明显的酸胀感为度，然后再轻揉抚摩几次 | 健目明目，治疗目疾 |
| | 眼保健操 | 保健视力，预防眼病 |
| | 闭目养神：看书、写作、看电视等时间不宜过久，当视力出现疲劳时，可排除杂念，全身自然放松，闭目静坐 3～5 分钟；或每天定时做几次闭目静养 | 消除视力疲劳，调节情志，医治目疾 |
| 饮食调理 | 多吃蔬菜、水果、胡萝卜、动物肝脏，或适当服用鱼肝油，切忌贪食膏粱厚味及辛辣大热之品<br>草决明兔肝汤：兔肝 1～2 副，草决明 10～12g，食盐调味，饮汤食肝<br>菊花粥：菊花 10～15g，煮粥 | 可补肝养血，清肝明目 |

续表

| | | 具体要求 | 作用 |
|---|---|---|---|
| 药物调理 | 外用 | 清目养阴洗眼方：甘菊9g，霜桑叶9g，薄荷3g，羚羊角4.5g，生地9g，夏枯草9g。水煎后，先熏后洗。 | 具疏风清肝、养阴明目之功 |
| | 内服 | 蔓荆子散：蔓荆子500g，黄精1000g。二药九蒸九曝干，研成细末，每日饭后调服6g，久服<br>六味地黄丸、杞菊地黄丸、石斛夜光丸等 | 补肝明目，延年益寿 |
| 其他 | | 气功；注意眼部卫生，避免病邪感染；养成良好的生活习惯，防止情欲过极，耗伤精气 | |

## 五、耳的保健

耳为心、肾之窍，通于脑，是人体的听觉器官。耳的功能与五脏皆有关系，与肾的关系尤为密切。同时，耳之功能受心神的主宰和调节，耳的听觉能力能够反映心、肾、脑等脏腑的功能。因为“耳通天气”，是人体接受外界声音刺激的重要途径，外界环境因素对耳的影响很大。随着现代科学技术和现代文明的高度发展，导致听力下降和耳聋的原因越来越多，噪音污染、环境污染和药物的副作用等都不同程度地损害了听力。先天性耳聋、中毒性耳聋、外伤性耳聋、感染性耳聋、老年性耳聋等都较常见，而且治疗起来也很棘手。因此，耳的保健非常重要（表6－39）。

**表6－39　耳的保健原则**

| | 具体要求 |
|---|---|
| 耳勿极听 | 极听有主动和被动之分。主动极听是指长时间专心致志运用听力去分辨那些微弱、断续不清的音响；被动极听为震耳欲聋的声响超过了耳膜的负荷能力。极听损伤人的精、气、神，从而影响耳的功能。长期在噪声环境中，对听力会产生缓慢性、进行性损伤，久而久之，可发生听力下降或耳聋。孕妇和婴幼儿尤应注意避免噪音的影响 |
| 按摩健耳 | 按摩可增强耳部气血流通，润泽外耳肤色，抗耳膜老化，预防冻耳，防治耳病：①按摩耳根：用两手食指按摩两耳根前后各15次。②按摩耳轮：以两手按摩耳轮，一上一下按摩15次。③摇拉两耳：以两手拇指、食指摇拉两耳廓各15次，但不要太用力。④弹击两耳：以两手中指弹击两耳15次。⑤鸣天鼓：以两手掌捂住两耳孔，五指置于脑后，用两手中间的三指轻轻叩击后脑部24次，然后两手掌连续开合10次 |
| 防止药物过敏 | 药物使用不当可引起耳聋，特别是耳毒性抗生素、治疗肿瘤的化疗药物等，都有一定的耳毒作用 |
| 其他 | 不要用火柴等物品挖耳止痒，以免刺伤耳道引起感染；注意节制房事，适当服食补肾之品，防治中老年耳鸣耳聋 |

## 六、鼻的保健

鼻是呼吸道的门户。鼻腔上部与颅脑相近，在下鼻道内有鼻泪管与眼睛相通，后鼻孔的鼻咽部与咽喉相接，气管与食管在此分道，中耳与两边耳咽管相连。鼻既是人体进行新陈代谢的重要器官之一，又是防止致病微生物、灰尘等侵入机体的第一道防线。由于鼻腔内有鼻毛，又有分泌的黏液，有时会成为播散细菌的源头（表6－40）。

**表6－40　鼻的保健原则**

| | 具体要求 | 作用 |
|---|---|---|
| “浴鼻” | 一年四季坚持用冷水浴鼻和冷空气浴鼻 | 有效地改善鼻黏膜的血液循环，增强鼻对气候变化的适应能力，能很好地预防感冒和呼吸道其他疾患 |
| 按摩鼻部 | 擦鼻：用两手大指的指背中间一节，相互擦热后，摩擦鼻梁两侧各24次<br>刮鼻：用手指刮鼻梁，从上向下10次<br>摩鼻尖：分别用两手手指摩擦鼻尖各12次 | 增强局部气血流通，预防感冒 |
| 气功健鼻 | 两手拇指擦热，揩擦鼻头36次，然后静心意守，排除杂念<br>二目注视鼻端，默数呼吸次数3～5分钟<br>晚上睡觉前，俯卧于床上，除去枕头，两膝部弯曲使两足心向上，用鼻深吸清气4次，呼气4次，最后恢复正常呼吸 | 润肺健鼻，预防感冒和鼻病，亦有健身强体的作用 |
| 药物健鼻 | 鼻内点一些复方薄荷油，或适量服用维生素A、D等 | 保持鼻腔内适当湿度，以防鼻腔过于干燥而出血 |
| | 润鼻汤：天冬9g，黑芝麻15g，沙参9g，麦冬9g，黄精9g，玉竹9g，生地9g，川贝母9g | 有润肺养脾之效，以此加减服用，可收滋润护鼻之功 |
| | 健鼻汤：苍耳子27g，蝉衣6g，防风9g，白蒺藜9g，玉竹9g，炙甘草4.5g，薏苡仁12g，百合9g | 以御风健鼻为主，润肺健脾，使肺气和，脾气充，对易伤风流涕之人，有良好的保健预防作用 |
| 养成正确擤鼻方法 | 拇指和食指捏住鼻子，用力排出鼻涕。不可压住鼻腔一侧，这样会使另一侧鼻腔内鼻涕吸入体内 | 鼻毛和鼻黏膜是鼻的重要结构，损伤之后可影响鼻功能，还可导致其他疾患 |
| 克服不良习惯 | 挖鼻孔、拔鼻毛或剪鼻毛等 | |

## 七、四肢、手足保健

四肢、手足是人体运动的重要器官，机体生命力的强弱与否与四肢、手足的功能密切相关。一般而言，四肢发达、手脚灵活，则人的生命力旺盛；若四肢羸弱、手足行动迟缓，说明生命力低下。故强身保健应重视四肢、手足的摄养。

### （一）上肢和手的保健

手是手三阴经脉与手三阳经脉交接之处，做好上肢和手的健康保护和卫生保健，对于防病健体是非常有意义的（表6－41）。

表6－41　上肢和手的保健原则

| | 具体要求 | 作用 |
|---|---|---|
| 上肢以动为养 | 上肢经常运动，如摇肩转背、左右开弓、托肘摸背、提手摸头等<br>甩动法：双手轻轻握拳，由前而后甩动上肢，先向左侧甩动，再向右侧甩动，然后两肢垂于身体两侧甩动，各24次 | 舒展筋骨关节，流通经络气血，强健上肢，可预防肩、肘、腕关节疾病，还可调节气血，防治高血压 |
| 按摩保健 | 双手合掌互相摩擦至热，一手五指掌面放在另一手五指背面，从指端至手腕来往摩擦，以局部有热感为度，双手交替进行。然后用手掌沿上肢内侧，从腕部向腋窝摩擦，再从肩部沿上肢外侧向下摩擦至腕部，一上一下为1次，可做24次，左右交替进行。按摩时间可安排在晚上睡前和早晨醒后 | 促进肌肤的血液循环，增进新陈代谢及营养的吸收，使肌肉强健，除皱悦泽，柔润健手，防治冻疮 |
| 梅花针护手 | 取梅花针轻叩手背部皮肤，由指尖沿着手指向手腕处叩击，每日1次。手法不宜太重，每次叩击以手背皮肤感温热即可。叩完后最好涂擦护手霜 | 润滑防皱，活络行血，保持手部健美 |
| 药物润手嫩肤 | 千金手膏方：桃仁20g，杏仁（去皮尖）10g，橘核20g，赤芍20g，辛夷仁、川芎、当归各30g，大枣60g，牛脑、羊脑、狗脑各60g。诸药加工制成膏，洗手后，涂在手上擦匀 | 有光润皮肤、护手防皱之效 |
| | 太平手膏方：瓜蒌瓤60g，杏仁30g，蜂蜜适量，制作成膏，每夜睡前涂手 | 防止手部皲裂，使皮肤白净柔嫩，富有弹性 |
| 保持手部卫生 | 保持手部清洁卫生，勤剪指甲 | 一是可消除细菌，又可加强新陈代谢，有利于指甲的荣泽、筋膜的强健。二是预防疾病，防止“病从口入” |

## （二）下肢和脚的保健

下肢和脚乃全身支柱，担负身体的行动重担。因此，下肢和脚的保健关系到整体的健康。历代养生家特别强调下肢和脚的保健，总结了一系列行之有效的保健措施，如运动、按摩、保暖、泡足、药疗等（表6－42）。

表6－42 下肢和脚的保健原则

| | 具体要求 | 作用 |
|---|---|---|
| 下肢宜勤动 | 站立甩腿法：一手扶墙或扶树，一脚站立，一脚甩动。先向前甩腿时，脚尖向上翘起，然后向后甩，脚面绷直，腿亦伸直，如此前后甩动，双腿各甩动20次<br>平坐蹬腿法：平坐，上身保持正直，先提起左脚向前上方缓伸，脚尖向上，将伸直时，脚跟稍用力向前下方蹬出，再换右脚，双腿各做20次<br>扭膝运动法：两脚平行靠拢，屈膝下蹲，双手掌置于膝上，膝部向前后左右做圆周运动，先左转，后右转，各20次 | 增强下肢功能，使关节运动灵活，防治下肢乏力、关节疼痛、小腿抽筋、半身不遂等 |
| 腿足常按摩 | 干浴腿法：平坐，两手先抱一侧大腿根，自上而下摩擦至足踝，然后再由下而上摩擦至大腿根，一上一下为1次，做20次，依同法再摩擦另条一腿 | 增强腿力，灵活关节，预防肌肉萎缩、下肢静脉曲张等 |
| | 擦脚心法：每晚洗脚后，一手握脚趾，另一手摩擦足心100次，以感发热为度，两脚轮流摩擦 | 具有固真元、暖肾气、交通心肾、强足健步、防治足疾等作用，使神经和内分泌功能更协调，大脑和心脏功能增强，记忆力提高，解除疲劳，还可防治局部和全身性疾病 |
| 足膝宜保暖 | 鞋袜宜保暖、宽大柔软舒服，鞋子要防水，透气性能好，并要及时更换。双脚皮温为28℃～33℃时感觉最舒服，若降到22℃以下时，则易患感冒等疾病。在寒冷的天气要保持足膝部良好的血液循环和温度 | 对于预防感冒、鼻炎、哮喘、心绞痛等有一定的作用 |
| 足宜勤泡洗 | 用温水泡脚 | 促进血液循环，对心脏、肾脏及睡眠都有益处 |
| 药物护足 | 初虞世方：生姜汁、酒、盐、腊月猪膏，研细混匀，擦于脚部 | 散寒活血，润燥养肤 |
| | 冬月润手（足）防裂方：猪脂油12g，黄蜡60g，白芷、升麻、猪牙皂荚各3g，丁香1.5g，麝香0.6g，制备成膏，洗脚后涂上 | 祛邪通络，祛风消肿，防裂防冻 |

## 八、胸背腰腹保健

胸、背、腰、腹是人体脏腑所居的部位，其功能盛衰直接关系着内部脏腑功能活动。历代养生家都非常重视这四个部位的保养，以促进气血运行，协调和增强全身各部分的联系，提高新陈代谢能力，达到健身防病的目的（表6－43）。

表6－43　胸背腰腹的保健原则

| | | 具体要求 | 作用 |
|---|---|---|---|
| 胸部保健 | 衣服护胸 | 年老体弱者穿背心、上衣 | 保暖避寒，保护胸背的阳气 |
| | 胸部按摩 | 取坐位或仰卧位，用左手掌在胸部从左上向右下推摩，右手从右上向左下推摩，双手交叉进行，推摩30次。然后，双手同时轻揉乳房顺时针、逆时针各30圈，再左右与上下各揉按30次<br>女性还可做抓拿乳房保健：两小臂交叉，右手扶左侧乳房，左手扶右侧乳房，然后用手指抓拿乳房，一抓一放为1次，可连续做30次 | 振奋阳气，促进气血运行，增强心肺功能 |
| 背部保健 | 背部宜常暖 | 衣服护背；避风晒背；慎避风寒。夏日出汗后不可背向电扇，以免风寒之邪伤人 | 暖背通阳，增进健康 |
| | 背宜常捶摩 | 捶背：可自我捶打和他人捶打 | 捶背能舒经活血、振奋阳气、强心益肾，增强人体生命活力 |
| | | 搓背：①在洗浴时，以湿毛巾搭于背后，双手拉紧毛巾两端，用力搓背，直至背部发热为止。②取俯卧位，裸背。请他人以手掌沿脊柱上下按搓，至发热为止。注意用力不宜过猛，以免搓伤皮肤 | 搓背法有防治感冒、腰背酸痛、胸闷腹胀之功效 |
| | | 捏脊：取俯卧位，裸背。请他人用双手（拇指与食指合作）将脊柱中间的皮肤捏拿起来，自大椎开始，自上而下连续捻动，直至骶部。可连续捏拿3次。注意用力不宜过大、过猛，速度不宜太快，动作要协调 | 捏脊对成人、小儿皆宜，可调和脏腑、疏通气血、健脾和胃，对调整血压也有一定作用 |

续表

| | | 具体要求 | 作用 |
|---|---|---|---|
| 腰部保健 | 腰宜常摇动 | 转胯运腰：取站立姿势，双手叉腰，拇指在前，其余四指在后，中指按在肾俞穴上。吸气时，双臂由左向右摇动；呼气时，由右向左摆动，一呼一吸为1次，可连续做8～32次 | 生精固阳，除腰痛，稀小便 |
| | | 俯仰健腰：取站立姿势。吸气时，两手从体前上举，手心向下，一直举到头上方，手指尖朝上；呼气时，弯腰两手触地或脚。如此连续8～32次<br>旋腰转脊：取站立姿势，两手上举至头两侧与肩同宽，拇指尖与眉同高，手心相对。吸气时，上体由左向右扭转，头也随着向右后方扭动，呼气时，由右向左扭动，一呼一吸为1次，可连续做8～32次 | |
| | 腰宜常按摩 | 两手擦热，以鼻吸清气，徐徐从鼻放出，用两热手擦精门（即背下腰软处），又两手摩擦两肾俞穴，各120次。 | |
| 腹部保健法 | 腹部宜保暖 | 对年老和体弱者进行“兜肚”或“肚束”保健。将有温暖作用的药末装入其中<br>兜肚：将蕲艾捶软铺匀，盖上丝棉（或棉花）。装入双层肚兜内。将兜系于腹部即可<br>肚束：又称为“腰彩”，即为宽约七八寸的布系于腰腹部，可前护腹，旁护腰，后护命门 | 加强温暖腹部的作用 |
| | 腹宜常按摩 | 腹部按摩实际上是胃肠按摩，尤宜于食后进行。具体做法是：先搓热双手，然后双手相重叠，置于腹部，用掌心绕脐沿顺时针方向由小到大转摩36周，再逆时针方向由大到小绕脐摩36周。古人称此法为“摩脐腹”或“摩生门” | 有增加胃肠蠕动，理气消滞，增强消化功能和防治胃肠疾病等作用。 |

## 九、五脏保健法

以五脏为中心的整体观，是中医藏象学说的主要特点。五脏生理功能和相互之间的平衡协调是维持机体内外环境相对恒定的重要环节。五脏保健的方法同中有异，异中有同，因此要互相参考、互相补充（表6－44～48）。

表6－44　心脏保健法的原则

| | | 具体要求 | 作用 |
|---|---|---|---|
| “心主血脉”的保健 | 科学配膳 | 心脏饮食保健的基本要求是：营养丰富，清淡多样。提倡高蛋白、低脂肪、高维生素、低盐饮食。提倡混合饮食，适当多选食谷类、豆类、粗粮、面等，并多食绿叶蔬菜和水果。少吃含胆固醇高的食物 | 科学配膳可增强心脏功能，减轻心脏负担。维生素和微量元素对心血管保健、预防动脉硬化很有价值。低盐饮食可避免增加心脏负担，防止引起高血压等 |

续表

| | | 具体要求 | 作用 |
|---|---|---|---|
| "心主血脉"的保健 | 切忌暴饮 | 主张渴而后饮，缓进饮料，反对大饮、暴饮。每次进饮料不要超过500mL，可少饮频饮之 | 一次喝大量的水或饮料，会迅速增加血容量，增加心脏负担。因此，年事已高或心脏功能欠佳者，尤当注意 |
| | 戒刺激性物质 | 应戒烟少酒，不宜饮大量浓茶，辣椒、胡椒等亦要适量；对于咖啡因、苯丙胺等兴奋药物亦须慎用 | 凡刺激性食物和兴奋性药物，都会给心脏带来一定的负担 |
| | 适量减肥 | 运动锻炼、饮食减肥等，限制总热量的摄入和储存，尤其晚餐不过量，就餐时间宜稍早 | 超重会加重心脏负担 |
| | 卧具适当 | 床头要适当高一些，枕头高低适度，心脏功能较弱者，休息时可采取半卧式 | 可减轻心脏负担，对血液回流有益处 |
| | 运动锻炼 | 中老年人不宜参加过于激烈的竞技运动，可选择太极拳、导引、气功、散步、中慢速度的跑步、体操、骑自行车、爬山、游泳等。结合运动锻炼还可做按摩保健 | 运动可增强冠状动脉血流量，对心脏有益。但运动过于激烈，心脏负荷加大，反而对心脏产生不利影响 |
| "心主神志"的保健 | 情志平和 | 应保持七情平和、情绪乐观，保持冷静的头脑，避免过度的喜怒、忧愁等不良情绪 | 可使气血宣畅、神明健旺、思维敏捷，对外界信息的反应灵敏正常 |
| | 环境适宜 | 同社会环境保持密切联系，建立融洽的人际关系，保持稳定的情绪 | 良好的生活环境和工作环境对人的心理健康非常重要 |

**表6-45 肝脏保健法的原则**

| | | 具体要求 | 作用 |
|---|---|---|---|
| 肝脏功能的保健 | 饮食保健 | 宜食易消化的高蛋白食物，如鱼类、蛋类、乳类、动物肝脏、豆制品等，还应适当吃些糖。适当多食些富有维生素的食物，如新鲜蔬菜和水果之类。肝脏需要丰富的营养，但不宜食太多的脂肪 | 肝脏本身必需的蛋白质和糖类等要从饮食中获得，高纤维食物有助于保持大便通畅，有利于胆汁的分泌和排泄，保护肝脏疏泄功能 |
| | 切忌嗜酒 | 日常生活中切忌过量饮酒 | 过量饮酒可引起食欲减退，造成蛋白质及B族维生素缺乏，损伤肝胆，发生酒精中毒，还可导致脂肪肝、肝硬化、急性中毒，可引起死亡 |
| | 戒怒防郁 | 培养控制情绪和疏导不良情绪的能力，保持情绪畅达平和 | 反复持久或过激的情志，都会直接影响肝的疏泄功能。抑郁、暴怒最易伤肝，导致肝气郁结或肝火旺盛的病理变化 |

续表

| | | 具体要求 | 作用 |
|---|---|---|---|
| 肝脏防病保健 | 预防传染性肝炎 | 搞好清洁卫生，把好饮食卫生关，同时配合药物防治，如茵陈、板蓝根各20g，金钱草15g，甘草10g，焦三仙各10g，大枣5枚，水煎服，每日1剂，服用1周 | 对预防甲肝有良效 |
| | | 避免长期大量服用损害肝脏的药物，根据需要配合保肝药物及其他综合性保肝措施 | 避免损伤肝脏功能 |
| | 健肝锻炼 | 原则是动作舒展、流畅、缓慢，可选太极拳、八段锦、易筋经、气功、导引等 | 运动锻炼有利于肝气生发、畅达 |
| | | 简易的养肝保健锻炼法：取右侧卧位，略抬高臀部，缓慢做腹式呼吸动作，连续做20~30分钟，每日2~3次 | 有利于肝脏休息 |

**表6-46　脾保健法的原则**

| | 具体要求 | 作用 |
|---|---|---|
| 饮食保健 | 包括饮食有节、饮食卫生、进食保健等 | 顾护脾胃，为人体的生命活动提供能源和动力 |
| 其他保健措施 | 注意综合护养，积极参加各种有益的健身活动，提高身体素质<br>生活起居要有规律，保证充足而良好的睡眠，生活、工作从容不迫而不过度紧张<br>适应自然变化，注意腹部保暖<br>脾胃功能素虚者，可采用药兜保暖，结合腹部自我按摩<br>针灸保健、气功保健<br>用药顾及脾胃，适当配合健脾胃之品，尽量避免服用损伤脾胃的药物 | |

**表6-47　肺脏保健法的原则**

| | | 具体要求 | 作用 |
|---|---|---|---|
| "肺主气、司呼吸"的保健 | 积极预防和控制空气污染 | 应尽量避免吸入空气中的杂质和有毒气体。改善劳动环境、居住环境，搞好环境卫生，加强预防措施，如防尘器、防尘口罩、通风设备等，多呼吸新鲜空气，戒烟 | 保护肺脏 |
| | 积极运动锻炼 | 选择适当的运动项目，积极参加运动锻炼。早晚到空气新鲜的地方散步，做广播体操、呼吸体操，打太极拳，练气功等<br>经常训练腹式呼吸以代替胸式呼吸，每次持续5~10分钟 | 可有效增强体质，改善心肺功能。可以增强膈肌、腹肌和胸肌活动，加深呼吸幅度，增大通气量，减少残气量，从而改善肺功能 |

续表

| | | 具体要求 | 作用 |
|---|---|---|---|
| “肺主宣发和肃降”的保健 | 注意饮食宜忌 | 少吃辛辣，饮食宜清淡，宜少盐忌咸；饮食切勿过寒、过热，尤其是寒凉饮冷 | |
| | 防寒保暖 | 随气温变化而随时增减衣服，汗出之时要避风；室内温湿度要适宜，通风良好，但不宜直接吹风；胸宜常护，背宜常暖，暖则肺气不伤 | 预防感冒、支气管炎 |
| | 耐寒锻炼 | 可采用冷水浴面、空气浴和鼻的保健 | 增强机体免疫功能，预防感冒 |
| | 疾病防治 | 患有发作性呼吸系统疾病者，在气温变化、节气交接时，应做好预防保健和治疗措施<br>冬病夏治：在夏季末，采用方药或针灸固本扶正之法，增强抵抗力，防止疾病在冬季复发 | 避免诱发旧疾或加重病情 |

**表6－48　肾脏保健法的原则**

| | | 具体要求 | 作用 |
|---|---|---|---|
| “肾主藏精”的保健 | 饮食保健 | 宜选择高蛋白、高维生素、低脂肪、低胆固醇、低盐食物，适当配用碱性食物 | 肾脏本身需要较大量的蛋白质和糖类；高脂和高胆固醇饮食易导致肾动脉硬化，使肾脏萎缩变性；高盐饮食影响水液代谢；碱性食物可缓和代谢性酸性产物的刺激，有益肾脏保健 |
| | 节欲保精 | 未婚之前要防止“手淫”，已婚则需节欲，绝不可放纵性欲 | 保精是强身的重要环节 |
| | 药物保健 | 药物保健应做到阴阳协调，不可偏执：①肾阳虚：选金匮肾气丸、右归丸等，单味药如鹿茸、海马、紫河车、巴戟天、冬虫夏草、核桃肉、肉苁蓉等。②肾阴虚：选六味地黄丸、左归丸等，单味药如枸杞子、楮实子、龟甲、鳖甲等。③阴阳两虚：选用全鹿丸、二仙汤等，单味药如何首乌、山药、黑芝麻等 | 体质虚弱者，可根据具体情况辅以药物保健 |
| “肾主水液”的保健 | 保持小便通畅 | 维持体内水液代谢平衡，可服用苏打水，宜多喝水 | 小便代谢障碍会增加肾盂和肾实质炎症的机会，还可引发其他疾病 |
| | 预防肾脏感染 | 防止逆行性尿道感染，防止通过血液循环和淋巴循环感染肾脏。积极防治上呼吸道感染、皮肤感染。讲究卫生，适当多喝水 | 防止引起肾脏感染 |

续表

| | | | 具体要求 | 作用 |
|---|---|---|---|---|
| 其他保健措施 | 慎用药物 | | 如氯化汞、巴比妥类、磺胺制剂、多黏菌素、先锋霉素、卡那霉素、链霉素等，宜慎用。非用不可时，应采取短期少量或适当配伍。患过敏性紫癜、系统性红斑狼疮及其他结缔组织疾病，应及时加强对肾脏的保护措施 | 防止损害肾脏 |
| | 运动保健 | | 积极参加各项运动锻炼，亦可按摩保健 | 有益于强肾健身 |
| | 腰部按摩法 | 腰部热敷 | 取仰卧位，用热水袋垫于腰部，仰卧 30 ~ 40 分钟，使腰部有温热感。每日可做 1 ~ 2 次 | 可松弛腰部肌肉，温养肾脏，增加肾血流量 |
| | | 腹压按摩肾脏 | 取坐位，吸气之后用力憋气 3 ~ 5 秒，同时收缩腹肌，增加腹部压力，如此反复有节奏地进行锻炼 | 利用腹压的升高和降低来挤压按摩肾脏，对肾脏是一种有节奏性的冲击，有补肾固精、通经活血之效 |

## 复习思考题

1. 调摄情绪法的具体方式有哪些？
2. 起居有常的原则是什么？
3. 保持二便通畅的具体方法有哪些？
4. 影响睡眠的因素有哪些？正确睡眠的方位与姿势是什么？
5. 饮食养生的作用及原则是什么？
6. 运动养生的机理是什么？
7. 音乐养生的机理是什么？
8. 浴身养生分为哪几分类？
9. 冷水浴的原则有哪些？
10. 四肢、手足保健的方法有哪些？
11. 口腔保健的方法有哪些？
12. 鼻的保健原则有哪些？
13. 肾脏的保健原则有哪些？

# 第七章 亚健康体质的中医辨识和调理

【知识目标】

1. 掌握体质的概念和亚健康体质的分类。
2. 熟悉亚健康体质的中医养生方法。
3. 了解体质形成的原因。

【能力目标】

掌握体质的概念和亚健康体质的分类。

## 第一节 体质学说与中医养生

### 一、体质的基本概念

体质是指人体生命过程中，在先天禀赋和后天调养基础上所形成的形态结构、生理功能和心理状况等多方面综合的、相对稳定的特征，是人类在生长发育过程中形成的与自然、社会环境相适应的人体个性特征。这种特征往往决定着机体对某些致病因素的易感性和病变过程的倾向性。

体质养生法是指在中医理论指导下，根据不同的体质采用相应的养生方法和措施，纠正体质上的偏颇，达到防病延年的目的。

### 二、体质与养生的关系

《内经》对体质学说进行了多方面的探讨，从不同的角度对人的体质进行了若干分类：

《灵枢·阴阳二十五人》将体质分为木、火、土、金、水五大类型。又以五音的阴阳属性及左右上下等各分出五类，共为二十五型，统称“阴阳二十五人”。

《灵枢·通天》根据人体先天禀赋的阴阳之气的多少，将人分为太阴之人、少阴之人、太阳之人、少阳之人、阴阳和平之人五种类型。

《灵枢·论勇》根据人体脏气的强弱将体质分成勇、怯两类。

《灵枢·逆顺肥瘦》将人分为肥人、瘦人、肥瘦适中人三类。

《灵枢·卫气失常》又将肥人分为膏型、脂型、肉型三种。

现代中医常用的实用体质分类法着眼于阴阳、气血、津液的虚实盛衰，把人体分为正常体质和不良体质两大类。凡体力强壮、面色润泽、眠食均佳、二便通调、脉象正常、无明显阴阳气血偏盛偏衰倾向者，为正常体质。有明显的阴虚、阳虚、气虚、血虚、痰湿、阳盛、血瘀、气郁倾向者属于亚健康体质。

## 第二节　体质差异形成的原因

### 一、先天因素

先天因素即“禀赋”，包括遗传和胎儿在母体中的发育营养状况。父母的体质特征通过遗传，使后代具有类似父母的个体特点，是先天因素的一个方面；而胎儿的发育营养状况对体质特点的形成也起着重要的作用。

### 二、性别因素

人类由于先天遗传的作用，男女性别不仅形成各自不同的解剖结构和体质类型，而且在生理特性方面，也会显示出各自不同的特点。一般来说，男子性多刚悍，女子性多柔弱，男子以气为重，女子以血为先。《灵枢·五音五味》提出“妇人之生，有余于气，不足于血”的论点，是对妇女体质特点的高度概括。

### 三、年龄因素

俗话说：“一岁年纪，一岁人。”说明人体的结构、功能与代谢的变化同年龄有关，从而形成体质的差异。《灵枢·营卫生会》指出：“老壮不同气。”即是说年龄对体质有一定的影响。

### 四、精神因素

人的精神状态由于能影响脏腑气血的功能活动，所以也可以改变体质。《素问·阴阳应象大论》说："怒伤肝……喜伤心……思伤脾……忧伤肺……恐伤肾……"即指情志异常变化伤及内在脏腑。

### 五、地理环境因素

人类和其他生物一样，其形态结构、气化功能在适应客观环境的过程中会逐渐发生变异。是故《素问·五常政大论》早就指出："必明天道地理"，对于了解"人之寿夭，生化之期"以及"人之形气"有着极其重要的意义。地理环境不同，则气候、物产、饮食、生活习惯等亦多有不同，所以《素问·异法方宜论》在论证不同区域有不同的体质、不同的多发病和不同的治疗方法时，特别强调了不同地区的水土、气候及饮食、居住等生活习惯对体质形成的重大影响，说明地理环境对体质的变异既是一个十分重要的因素，又是极其复杂的因素。

## 第三节 中医养生对亚健康体质的调理

运用中医理论，采取适当的措施，可以改善体质状况，进而达到干预亚健康的目的。亚健康体质的调理方法包括饮食调理、药物调理、生活起居调理（包括作息、运动、浴身、娱乐等方面）、精神养生、经络调理等，由于体质是多因素作用的结果，所以在实际应用时应该多种方法相配合，才能收到理想的效果。本节对常见阴虚、阳虚、气虚、阳盛、血瘀、痰湿、气郁、湿热 8 种亚健康体质的具体特点、形成原因以及相应的中医养生方法加以阐述。

### 一、阴虚体质

阴虚体质形成原因包括：先天禀赋，经常熬夜，性格内向压抑、五志化火，房劳过度，长期服用利尿药、清热利湿药，过食辛辣燥热食物，吸烟，妄投温补，环境污染。

阴虚体质的特点及调理方法等见表 7-1：

表 7－1　阴虚体质的特点与调理方法

| | | |
|---|---|---|
| 体质特点 | | 形体消瘦，午后面色潮红，心中烦热，手足心热，便干，尿黄，不耐春夏，目干涩，视物昏花，唇红微干，咽喉干燥，多喜冷饮，脉细数，舌红少苔。性格急躁易怒，情绪波动或敏感压抑；睡眠质量差或经常睡眠时间短 |
| 易感疾病 | | 不寐、便秘、眩晕、咳嗽、喉痹、消渴、目疾、温病、肺痨等，患病易于化热 |
| 调理方法 | 生活起居调理 | 尽量避免熬夜、工作紧张、剧烈运动、酷热环境。不宜温泉或桑拿泡浴。工作有条不紊，保证充足的睡眠。适宜太极拳、八段锦等传统静神动形的健身术，不宜过于剧烈的活动。着重嗽津咽唾法，调养肝肾功能。常读自我修养的书籍，自觉养成冷静、沉着的习惯。情绪平和，少与人争，要少参加争胜负的文娱活动。多到海边、高山之地旅游，居室环境应清凉安静，最好住坐北朝南的房子，节制性生活 |
| | 饮食调理 | 原则是保阴潜阳，宜食芝麻、糯米、蜂蜜、乳制品、甘蔗、蔬菜、水果、豆腐、鱼类等清淡食物；多食用沙参粥、百合粥、枸杞粥、桑椹粥、山药粥。条件允许时，可食用燕窝、银耳、海参、淡菜、龟肉、蟹肉等。葱、姜、蒜、韭、薤、椒等辛辣燥烈之品则应少吃 |
| | 药物调理 | 可选用滋阴清热、滋养肝肾之品，如女贞子、山茱萸、五味子、旱莲草、麦冬、天冬、黄精、玉竹、玄参、枸杞子、桑椹、龟甲等。肺阴虚者，宜服百合固金汤；心阴虚者，宜服天王补心丸；脾阴虚者，宜服慎柔养真汤；肾阴虚者，宜服六味丸；肝阴虚者，宜服一贯煎。此外，常用中药方剂还有知柏地黄丸、首乌延寿丹、大补阴丸等 |
| | 经络调理 | 主要取足少阴经穴及相关背俞穴，如太溪、水泉、三阴交、肝俞、肾俞、肺俞、膏肓、横骨、照海、然谷。可自行按摩太溪、三阴交和照海三穴 |

## 二、阳虚体质

阳虚体质形成原因包括：先天禀赋，色欲劳伤，大病之后或慢性病，常服苦寒清热之药，过食生冷寒凉之品。主要以老年人及女性多见。

阳虚体质的特点及调理方法等见表 7－2。

表 7－2　阳虚体质的特点与调理方法

| | |
|---|---|
| 体质特点 | 形体白胖，或面色淡白，平素怕寒喜暖、手足欠温，经常感到背部和膝关节以下怕冷，耐夏不耐冬，喜温热食物，小便清长，夜尿多，大便时稀，容易水肿，唇淡口和，常自汗出，舌体淡而胖嫩，苔白水滑，脉沉细。性格多沉静，容易神疲倦怠、消沉、悲观，不喜运动，缺乏性欲 |
| 易感疾病 | 肥胖、阳痿、不孕、痹证、感冒、胃痛、腰痛、腹痛、腹泻、痰饮、水肿、胸痹等 |

续表

| | | |
|---|---|---|
| 调理方法 | 生活起居调理 | 坚持体育锻炼，如跑步、跳舞、太极拳、五禽戏、八段锦等，多晒太阳，进行日光浴、空气浴，强壮卫阳。不可久居阴暗潮湿之地。秋季不可“秋冻”，注意保温，尤其是腰部和下肢脚部。可经常泡温泉浴、洗热水澡。在严寒的冬季，要“避寒就温”，在春夏之季切不可在室外露宿，睡眠时不要直吹电扇、空调；要善于调节情绪，消除或减少不良情绪的影响 |
| | 饮食调理 | 宜食温热、甘缓的食物，如荔枝、龙眼、樱桃、杏、胡桃仁、栗子、韭菜、芥菜、香菜、胡萝卜、洋葱、香菇、黄豆芽、黑豆、山药、雀肉、牛肉、羊肉、狗肉、鹿肉、鸡肉、鹌鹑肉、黄鳝、草鱼、海虾、饴糖、酒、咖啡、红糖、生姜、辣椒、胡椒、糯米等。进补之品适合蒸、焖、煮、炖等烹调方法。不宜多食生冷、苦寒、黏腻的食物，尤其不宜多饮清热泻火的凉茶。宜低盐饮食 |
| | 药物调理 | 可选用补阳祛寒、温养肝肾之品，常用药物有鹿茸、海狗肾、蛤蚧、冬虫夏草、巴戟天、淫羊藿、仙茅、肉苁蓉、益智仁、补骨脂、胡桃、杜仲、续断、菟丝子等；成方可选用金匮肾气丸、右归丸、参茸丸、龟鹿二仙膏、全鹿丸 |
| | 经络调理 | 艾灸足三里、气海、关元、肾俞、命门等穴位，或拔罐 |

## 三、气虚体质

气虚体质形成原因包括：先天禀赋，母亲怀孕时营养不足或妊娠反应；大病久病之后，元气大伤或长期用脑过度或过度劳累；长期偏食或厌食；年老气虚；房劳过度等。

气虚体质的特点及调理方法等见表7－3。

**表7－3　气虚体质的特点与调理方法**

| | | |
|---|---|---|
| 体质特点 | 形体消瘦或偏胖，面色 白，语声低怯，呼吸气息轻浅，常自汗出，动则尤甚，易感冒，食少不化，体倦健忘，肌肉松软，不爱运动，大便正常或不爽，性情多柔和，喜静懒言，目光少神，舌淡嫩苔白，边有齿痕，脉虚弱 | |
| 易感疾病 | 感冒、腹泻、营养不良、中暑、汗证、惊悸、胃下垂、脱肛、子宫下垂等 | |
| 调理方法 | 生活起居调理 | 注意季节转换、气候变化，谨防呼吸道疾病和过敏性疾病。平时坚持轻度运动锻炼，如散步、慢跑、太极拳、易筋经、八段锦等。避免疲劳 |
| | 饮食调理 | 不宜多食生冷苦寒、辛辣燥热等寒热偏性比较明显的食物；少食油腻、不易消化的食物；适当进补，宜吃性平偏温、具有补益作用的食物，如粳米、糯米、小米、黄米、黄豆制品、大麦、莜麦、马铃薯、大枣、胡萝卜、香菇、白扁豆、山药、莲子、白果、芡实、葡萄干、苹果、龙眼肉、南瓜、卷心菜、豆腐、鸡肉、鹅肉、兔肉、鹌鹑、牛肉、狗肉、青鱼、鲢鱼、红茶、香菇、蜂蜜、饴糖、蜂王浆、黄鳝等。最好的饮食养生方式是喝粥 |

续表

| | | |
|---|---|---|
| 调理方法 | 药物调理 | 常用的补益中药有大枣、人参、黄芪、山药、党参、白术、茯苓、薏苡仁等，这些药物平时可以用来煲汤。宜可常服《金匮》薯蓣丸；脾气虚，宜选四君子汤、补中益气丸、八珍丸、玉屏风散、香砂六君丸、归脾丸、参苓白术散；肺气虚宜选补肺汤；肾气虚多服肾气丸 |
| | 经络调理 | 选择足三里、气海、脾俞三个主要穴位。其次还有中脘、神阙，或督脉百会、大椎，足太阳经风门、肺俞等进行点按、艾灸等 |

## 四、阳盛体质

阳盛体质形成原因包括：先天禀赋，母亲妊娠时过食辛辣燥热、肥甘煎炒，或情志不宁，七情抑郁，五志化火；气候变暖，温室效应，气候变化以“阳热”为主；饮食辛辣燥热，肥甘厚味，热量过高；过于温补，多食参、芪等。阳盛体质以小儿、青少年多见，中老年少见。

阳盛体质的特点及调理方法等见表7－4。

**表7－4　阳盛体质的特点与调理方法**

| | | |
|---|---|---|
| 体质特点 | | 形体壮实，面赤，声高气粗，喜凉怕热，喜冷饮，小便热赤，大便干结臭秽，易生口气、体气，易生疮疡，舌质红，舌体老，苔黄。性情急躁或情绪活跃、外向 |
| 易感疾病 | | 急性喉痹、热病、肺痈、便秘、淋证、失眠、癫狂、肥胖、疮疡、痤疮、感染性疾病 |
| 调理方法 | 生活起居调理 | 生活规律，坚持运动锻炼，以较大运动量为宜，游泳是首选项目，跑步、武术、球类等也可根据爱好选择进行。阳盛之人好动易发怒，故平日要加强道德修养和意志锻炼，培养良好的性格，有意识地控制自己，遇到恼怒之事用理性克服情感冲动 |
| | 饮食调理 | 忌辛辣燥烈食物，如辣椒、姜、葱、茴香、胡椒、韭菜、奶酪、烟酒等，对于牛肉、狗肉、鸡肉、鹿肉等温阳食物宜少食用。戒酒。可多食水果、蔬菜，如香蕉、黄瓜、冬瓜、苦瓜、丝瓜、西瓜、柿子、番茄、莲藕、绿豆芽、藕粉、芹菜、梨、苹果、橙子、杨桃、马蹄及绿茶、绿豆等 |
| | 药物调理 | 可以常用菊花、苦丁茶、芦根、夏枯草、决明子、淡竹叶、金银花、连翘。大便干燥者，用麻子仁丸或润肠丸、清胃散等；口干舌燥者，用麦门冬汤；心烦易怒者，宜服导赤散、龙胆泻肝汤、丹栀逍遥散 |
| | 经络调理 | 常用的穴位有太冲、太溪、肝俞、胆俞、三阴交、侠溪、行间、内庭 、头维等。常用方法是穴位点按、刮痧、放血、推拿等 |

## 五、血瘀体质

血瘀体质的形成原因主要包括：先天禀赋，长期七情不调，生活不规律，慢性疾病，久服寒凉药物或食物，长期生活在寒冷的环境中（包括夏季过于贪凉)。血瘀体质常见于中老年，小儿少见。

血瘀体质的特点及调理方法等见表7－5。

表7－5 血瘀体质的特点与调理方法

| | | |
|---|---|---|
| 体质特点 | 面色晦暗，眼眶暗黑，易生色斑，口唇色暗，肌肤干燥、瘙痒，口干，但欲漱口不欲咽，时有疼痛（如头痛、胸痛、腹痛、痛经等)，月经不调，舌紫暗或有瘀点，脉细涩。表情抑郁或呆板 | |
| 易感疾病 | 肥胖、黄褐斑、痤疮、胸痹、肝硬化、消化道溃疡、痛经、脱发、肿瘤、郁证 | |
| 调理方法 | 生活起居调理 | 多做户外活动，坚持运动，运动量可以适当增加，跑步、登山、游泳、打球等较为合适。要培养乐观的情绪，而苦闷、忧郁则可加重血瘀倾向 |
| | 饮食调理 | 不宜多食寒凉、温燥、油腻、收涩的食物。宜食具有健胃、行气、活血作用的食物，如鸡内金、陈皮、玫瑰花、茉莉花、山楂、黑木耳、黑豆、薤白、韭菜、酒、醋、红糖、红花油、桂皮、茴香、大蒜、柠檬、洋葱、蘑菇、香菇、刀豆、茄子等。酒可少量常饮，醋可多吃，山楂粥、花生粥适宜血瘀体质 |
| | 药物调理 | 可选用活血养血之品，如山楂、桃仁、红花、穿山甲、当归、田七、川芎、丹参、益母草、地黄、丹参、五加皮、地榆、续断等。常用方剂为逍遥丸、桃红四物汤、血府逐瘀汤、生化汤、复方丹参片等 |
| | 经络调理 | 改善瘀血体质，常用的穴位有神阙、膈俞、肝俞、太冲、三阴交、委中、曲池。常用方法是穴位点按、温灸、刮痧、放血、推拿等 |

## 六、痰湿体质

痰湿体质的形成原因主要包括：先天禀赋；长期多食肥甘厚腻及寒凉生冷之品，饮食过咸，常饮凉茶；暴饮暴食，进食速度过快；嗜酒；用药不当，过用滋补；过度安逸，缺乏运动；夏季长期在空调环境中生活、工作；久居潮湿之地。

痰湿体质的特点及调理方法等见表7－6。

表7－6 痰湿体质的特点与调理方法

| | |
|---|---|
| 体质特点 | 形体肥胖，肌肉松弛，肤色白滑，嗜食肥甘，神倦身重，懒动，嗜睡，口中黏腻，或便溏，经常胸闷或腹部胀满，白带多，脉濡而滑，舌体胖，苔滑腻。经常神昏、头重，反应较慢，嗜睡，打鼾 |
| 易感疾病 | 肥胖、失眠、痰饮、胸痹、眩晕、中风、消渴、癫、狂、痫、带下症、不孕症 |

续表

| | | |
|---|---|---|
| 调理方法 | 生活起居调理 | 不宜居住在潮湿的环境中；多做户外活动，晒太阳和日光浴。平时坚持洗热水澡，嗜睡者应减少睡眠时间。衣着宽松，并选用棉、丝、麻等透气散湿的天然纤维制品。应长期坚持体育锻炼，如散步、慢跑、球类、武术、八段锦、五禽戏，以及各种舞蹈等均可选择，活动量应逐渐增强 |
| | 饮食调理 | 控制饮食量，不可多食多饮，且勿过饱。最忌暴饮暴食和进食速度过快。限制食盐摄入量。少食肥甘厚味，酒类也不宜多饮。不宜多食水果及滋补、酸性、收涩、寒凉、苦寒的食物，多食一些具有健脾利湿、化痰功效的食物，如山药、薏苡仁、扁豆、赤小豆、白果、黄豆芽、陈皮、辣椒、咖喱、白萝卜、葫芦、豆角、冬瓜、鲫鱼、鲤鱼、鲈鱼、羊肉等 |
| | 药物调理 | 常用中药有陈皮、半夏、薏苡仁、山药、茯苓、赤小豆、冬瓜皮、威灵仙、白术、鸡内金等。方选二陈汤、六君子汤，或香砂六君子汤、金匮肾气丸 |
| | 经络调理 | 选取主要穴位为中脘、关元、脾俞、胃俞、足三里、阴陵泉、水分、神阙。采取艾条温灸的方法，以健脾益气，祛痰利湿 |

## 七、气郁体质

气郁体质的形成原因包括：先天遗传，忧郁思虑，所欲不遂等。气郁体质的特点及调理方法等见表7－7。

**表7－7　气郁体质的特点与调理方法**

| | | |
|---|---|---|
| 体质特点 | 形体消瘦或偏胖，面色萎黄、无光泽，胸闷不舒，时欲太息，女性经前乳房或少腹胀痛、月经不调，食欲减退，便秘，睡眠差，健忘，舌淡红，苔白，脉弦。性情急躁易怒、易于激动，时或忧郁寡欢 | |
| 易感疾病 | 抑郁症、失眠、偏头痛、月经不调等 | |
| 调理方法 | 生活起居调理 | 应主动寻求快乐，多参加社会活动、文娱活动，常看喜剧、励志的节目，勿看悲剧。多听轻松愉悦的音乐，多读积极向上的书籍，以培养开朗、豁达的性格，不计较名利得失，具备知足常乐的心态。多参加体育锻炼及旅游活动 |
| | 饮食调理 | 可少量饮酒，以活血行气，提高情绪。多食一些行气的食物，如佛手、橙子、柑橘、萝卜、荞麦、韭菜、茴香、大蒜、高粱、刀豆、香橼、香菜、萝卜、槟榔、玫瑰花、茉莉花等 |
| | 药物调理 | 常用香附、柴胡、枳壳、乌药、川楝子、小茴香、青皮、郁金等善于疏肝理气解郁的药为主组成方剂，如越鞠丸、柴胡疏肝散、越鞠丸等；或配补肝血的药物如何首乌、白芍、阿胶、当归、枸杞子等 |
| | 经络调理 | 常用的穴位中脘、气海、膻中、神阙、内关、间使、曲泉、期门、日月、阳陵泉、肝俞、肺俞 |

## 八、湿热体质

湿热体质的形成原因包括：先天禀赋，嗜烟酒，恣食肥甘厚味、滋补不当，久居湿地，情志抑郁。湿热体质多属于过渡性体质，随着时间推移常向阴虚或痰湿、气虚体质转化。

湿热体质的特点及调理方法等见表 7－8。

**表 7－8　湿热体质的特点与调理方法**

| | | |
|---|---|---|
| 体质特点 | 肤色偏黄，面垢如油；经常胸脘痞闷，心烦易怒，身重倦怠，口苦口臭，唇红，龈齿发黄，不耐热，喜食肥甘油腻之品，大便燥结或黏滞不爽，臭秽难闻，小便黄赤，带下经常色黄有味，舌质红，舌苔黄腻，脉滑数。性情多急躁、烦闷 | |
| 易感疾病 | 肥胖、湿温、暑湿、腹泻、痢疾、淋证、疮疡、带下病、带状疱疹、黄疸、肝炎、感染性疾病 | |
| 调理方法 | 生活起居养生 | 春季野外锻炼，秋季登高而呼。运动时要避开暑热环境。不宜熬夜及过度疲劳，保证睡眠时间和质量。戒烟限酒。多饮水，保证大便畅通、小便清利。注意个人卫生，保持皮肤清洁。加强运动锻炼，可以练习瑜伽、太极、气功及优雅的舞蹈。适当配合做一些高强度、大运动量的锻炼，如中长跑、游泳、爬山、各种球类、武术等 |
| | 饮食调理 | 少食性热生湿、肥甘厚腻的食物，宜食清淡祛湿的食物，如冬瓜、苦瓜、丝瓜、黄瓜、西瓜、绿豆、赤小豆、芹菜、莴笋、荠菜、鲜藕、扁豆、薏苡仁、豆角、绿豆芽、豆腐、萝卜、田螺、鲫鱼、鲤鱼、海带、蚬肉、泥鳅、葫芦、大麦、蚕豆。秋冬不可妄进温补、滋补之品 |
| | 药物调理 | 常用中药包括薏苡仁、赤小豆、陈皮、杏仁、茵陈、滑石、车前草、淡竹叶等。常用方剂包括清开灵口服液、君泰双黄连口服液、清热祛湿冲剂、溪黄草冲剂等。注意祛湿热的药物不能久服 |
| | 经络调理 | 可选肝俞、胆俞、脾俞、胃俞、阴陵泉、三阴交、阳陵泉、太冲等主要穴位，进行指压、拔罐、刮痧或毫针刺泻法 |

**复习思考题**

1. 体质的概念是什么？
2. 体质形成的原因有哪些？
3. 中医理论对于体质学说的认识有哪些？
4. 中医亚健康体质的分类有哪些？
5. 不同亚健康体质的特点是什么？
6. 阴虚体质的药物调理有哪些？

# 第八章　中医养生对亚健康症状的调理

【知识目标】

1. 掌握各种亚健康症状的重点养生方法。
2. 熟悉亚健康的临床表现。
3. 了解疾病的日常养生方法。

【能力目标】

掌握各种亚健康状态的调理方法。

## 第一节　消化系统亚健康症状的调理

### 一、便秘的调理

便秘是指排便频率减少，7 天内排便次数少于 2 ~ 3 次，粪便量少且干硬，并常有排便困难。长期久坐、卧病，或紧张、压力过大，或忧愁、思虑过度，皆容易产生便秘。若没有定时排便习惯或经常拖延上厕所，容易导致排便反射失调，造成便秘。

在老年人和女性群体中，便秘发病率较高。粪便在肠道内滞留过久，腐败发酵产生的有害物质等被机体吸收进入血液，又随血液分布到全身，使身体各组织器官造成损害。粪便干硬、排便困难，使直肠过度充血，久之可导致肛裂、痔疮等。排便努挣、屏气用力，可使肝硬化患者肝门静脉破裂出血而死亡；对高血压患者，轻可导致血压升高，重则导致脑出血而猝死；对冠心病患者可造成心肌缺血，出现心悸、气短、心绞痛、心肌梗死等，重则诱发心源性猝死。

1. 饮食调理

（1）多饮水：饮水少则供给机体的水量不足，肠道内的水分减少，粪便也就变得干燥坚硬。正常情况下，每天至少补充2000mL的水分，可使粪便维持适当的软硬度。特别是晨起1杯温开水，睡前1杯牛奶更有助于正常排便。

（2）调整饮食习惯：在胃肠功能正常的前提下，粪便的性状及量的多少主要取决于食物的种类和进食量，尤其是食物中的纤维素对于粪便的排出至关重要。纤维素可增加肠道的蠕动，缩短粪便在肠道内停留的时间，减少水分重吸收，还可以刺激大肠黏膜分泌黏液，润滑肠道，促进食物正常通过胃肠道，及时排空。现代精致化的食品不仅欠缺营养，也缺少促进正常消化的纤维素，使人体纤维素不足，粪便量自然减少。此外，喜食辛辣肥腻或者嗜酒无度，肠道内水分不足，也常引起便秘。若每天不能达到1～2次大便，应增加水果、蔬菜、植物油及富含纤维素食物的摄入，如蜂蜜、芝麻、土豆、白木耳、菠菜、牛奶、香蕉、胡桃仁等。

2. 中药调理

中医学认为，便秘的病因是多方面的，其病位在大肠，并与脾、胃、肝、肾密切相关。脾虚传送无力，糟粕内停，致大肠传导功能失常，而成便秘；气机郁滞，忧愁思虑，脾伤气结，或抑郁恼怒，肝郁气滞，或久坐少动，气机不利，均可导致腑气郁滞，通降失常，传导失职，糟粕内停，不得下行，或欲便不出，或出而不畅，或大便干结而成气秘。肾主五液而司二便，若年老体虚，肾阴不足，阴亏则大肠干涩，肠道失润，肾阳不足则大肠失于温煦而传送无力，大便不通，均可导致便秘。

若见粪质并不干硬，有便意，但临厕排便困难，努挣方出，挣得汗出短气，便后乏力，面白神疲，舌淡苔白，脉弱，可选用黄芪汤加减治疗。若见大便干结、排出困难，面色无华，心悸气短，健忘，口唇色淡，脉细，可选用润肠丸加减治疗。若见大便干结，如羊屎状，形体消瘦，头晕耳鸣，心烦失眠，潮热盗汗，腰酸膝软，舌红少苔，脉细数，可选用增液汤加减治疗。若见大便或干或不干、排出困难，小便清长，四肢不温，腹中冷痛，得热痛减，舌淡苔白，脉沉迟，可选用济川煎加减治疗。若老人虚冷便秘，可用半硫丸。

便秘尚有外导法，如《伤寒论》中的蜜煎导法，对于大便干结坚硬者皆可配合使用。

### 3. 按摩调理

便秘可进行腹部按摩。长期坚持腹部按摩及提肛运动，可以加强腹肌、膈肌、肛提肌的肌力，有效防止便秘。

## 二、饮食减少的调理

饮食减少是指饮食量较平时减少，不思饮食，食欲不佳，但持续发生不超过半个月；不包括各种疾病导致的饮食减少。各种亚健康体质都有可能出现饮食减少症状，心理和社会因素的影响、工作压力大、学习工作任务繁重、饮食不规律，或长期情志不畅都可导致脾胃运化失调，不思饮食，食欲不振。

### 1. 精神调摄

宜情绪乐观，保持精神愉快乐观，进食前更应注意避免不良的精神刺激。良好的情绪、乐观向上的心态能促进胃液的分泌，有助于消化。反之，悲伤忧郁或暴怒往往会导致消化液分泌不足，引起消化不良和吸收功能障碍。

### 2. 饮食调理

避免过多食用对胃黏膜有损伤的食物，如油炸食品、辣椒、芥末、浓茶、浓咖啡、酒及过热、过甜食物。不要睡前进食，尤其是饱食，少吃零食，不要多吃太凉的食物。要养成细嚼慢咽的习惯，以增加唾液分泌。饮食注重色、香、味、形和营养搭配，选购食物要注意变换品种。应当清淡爽口，色泽鲜艳，并可适当选择具有酸味和辛香的食物，以便增强食欲。及时调配膳食结构，注意多食用含锌的食物，而动物性食品是锌的主要来源，牛、羊、猪肉含锌丰富，鱼肉及其他海产品中含锌也较多。尽量不抽烟、酗酒，饭前可适当饮少许葡萄酒，对促进食欲有帮助。

### 3. 中药调理

饮食减少常见证型有肝气犯胃、胃阴不足、脾胃气虚等。肝气犯胃表现为不思饮食、精神欠佳、胁痛、嗳气、脉弦，治以舒肝和胃，可选用逍遥散加减治疗。胃阴不足表现为饥不欲食、口渴喜饮、舌红苔少、脉细数，治以滋阴养胃，可选用益胃汤加减治疗。脾胃气虚表现为不思饮食、食后腹胀、气短乏力、苔白、脉缓弱，治以健脾益气，可选用香砂六君子汤加减治疗。脾胃虚寒表现为饮食无味、不知饥饿、脘腹隐痛、喜按喜暖、四肢不温、舌淡苔白、脉沉迟，治以温中祛寒，可选用黄芪建中汤加减治疗。

### 4. 推拿按摩调理

（1）捏脊：取俯卧位，四肢舒展。捏脊前术者先在背部轻轻按摩几遍，使肌肉放松。然后用双手拇指、食指做捏物状，自尾骨端开始，将皮肤捏起，沿脊柱交替向前捏捻。每向前捏捻3下，用力向上提捏1下，直到颈后高骨突出处。每次捏脊3～5遍，每日1次，1周即可见效。

（2）腹部按摩：取仰卧位，以肚脐为中心，用双手从两侧抱住腹部，手指施加力量揉捏腹部，反复做3～5分钟；用手指在肚脐左右和下方，在直径约10cm范围内，绕圈式按摩，最后用手掌在直径20cm的圆周范围内，缓缓按摩整个上腹部，进行1～2分钟。

### 5. 敷脐调理

白蔻仁、神曲、麦芽、山楂、良姜、陈皮各等份，共压细粉，用凡士林调成膏状备用。每次取莲子大药膏置于4.5cm×4.5cm的橡皮膏中央，药膏对准脐心贴敷，四周黏牢。每次敷8～12小时，每日1次，10天为一疗程。

## 三、腹胀的调理

腹胀是指持续或反复出现的脘腹胀满不舒，或伴有嗳气、打嗝、口臭、肠鸣、恶心、厌食等，并持续1周以上，但不超过半个月；不包括各种疾病所导致的腹胀。气郁体质、湿热体质、气虚体质和阳虚体质易发生腹胀。进食油腻、高蛋白的食物过多，可致消化不良，延迟胃排空，发生腹胀。或长期久坐、久卧，缺乏运动，精神紧张，工作压力大，学习负担重，导致腹部胀满。老年人唾液、胃液、肠液分泌量减少，消化酶含量低，胃酸的分泌量减少，消化能力减低，导致腹胀。有人饮用牛奶也会腹胀，这是因为缺乏足够的乳糖酶，不能消化牛奶中的糖类，因而发酵产生气体。

### 1. 精神调摄

进行心理调整，减少压力，做到张弛有度。克服不良情绪，焦躁、忧虑、伤感、沮丧、抑郁等不良情绪都可能使消化功能减弱或刺激胃部产生过多胃酸，使胃气增多，腹胀加剧。

### 2. 饮食调理

避免或减少食用易产气的食物，如蔬菜中的卷心菜、韭菜、菠菜和豆类等；多吃顺气食物，如白萝卜、藕、槟榔等。减少进食含气的食物，如蛋奶类、打起泡沫的奶油、打起泡沫的加糖鸡蛋及含碳酸气体的饮料。少食不易消化的食物，如硬米饭、煎炸食物等，因这些食物在胃肠里滞留的时间较长，可能产生较多气体引发腹胀。

宜多吃以下食物，如金橘、杨梅、胡萝卜、大白菜、芹菜、冬瓜、番茄、苦瓜、橙子等。适度食用高纤维的食物，如纯燕麦片、土豆、面食等。但高纤维食物并非只会导致腹胀，有时恰恰相反，反而有减轻腹胀之效，特别是在摄入高脂肪食物后。因为高脂肪食物难以被消化、吸收，因而在肠胃里停留时间往往较长，一旦有纤维素加入，消化系统可以迅速疏通。

**3. 中药调理**

中医学认为，腹胀患者应注重个体体质类型等个性化因素，根据个体的脾胃功能状态，辨证调理。饮食积滞表现为脘腹胀满、食后加重、便后胀痛减轻、夜卧不宁、舌苔白厚、脉滑，治以消食导滞，可选用保和丸加减治疗。湿热蕴结表现为胸闷腹胀、头晕身重、无饥饿感、食后身体发热、口淡无味、小便黄少、大便稀而不爽、舌苔黄腻、脉滑数，治以清热利湿，可选用中满分消丸加减治疗。肝郁气滞表现为脘腹胀满，遇恼怒忧郁则加剧、嗳气则舒，舌红、脉弦，治以疏肝解郁、理气除胀，可选用柴胡疏肝散加减治疗。脾胃虚弱表现为食则饱胀、腹满喜按、不思饮食、面色萎黄、舌淡苔白、脉细弱，治以健脾益气，可选用香砂六君子汤加减治疗。

**4. 按摩调理**

（1）自我摩腹：取仰卧位，双腿屈曲，腹部放松，用手掌的大鱼际在脐周先逆时针旋转摩腹200下，再顺时针摩腹200下，使腹内有温热感。每日按摩1次，7次为一疗程。

（2）他人按摩：取仰卧位，术者立于受术者右侧，以左手拇、食指抵至幽门穴，右手拇指点按阑门穴，同时揉按。然后左手按幽门穴不动，右手拇、食指分点梁门穴，点揉约半分钟。接着左右手同时向下移动，改左手拇、食指点按梁门，右手拇、食指点按滑肉门，双手同时滑动揉拨约3分钟，感觉到指下逐渐软散，肠鸣气动，然后沿足阳明胃经下推。接着双手中指点章门穴，向中间拢拨1分钟，再分推期门穴；然后术者双手由剑突向下推运至神阙穴，使上脘、中脘、下脘有温热感。如此反复操作3遍，每日按摩1次。

**5. 针灸调理**

（1）针刺治疗：选穴取内关、足三里、天枢、下巨虚、中脘。针刺手法平补平泻。针刺得气后施以艾灸，针刺部位感温热即可，以免烫伤。留针30分钟。维生素$B_1$足三里封闭可促进胃肠功能恢复。

（2）耳穴治疗：取交感、大肠、小肠、胃等，将王不留行贴附在胶布块中央，然后贴敷在相应的耳穴上进行按压。

（3）足疗：用温水洗脚后，刺激双足底部的胃、小肠、结肠、肛门等反射区，调节血液循环，从而加强这些器官的功能，促进肠蠕动和肛门排气。

**6. 敷脐调理**

用食盐半斤炒热，布包烫脐腹，冷后再炒热敷脐。或用独头蒜1个，栀子3枚，盐少许捣烂，摊纸上贴脐。也可用中药玄明粉20g，小茴香8g，研末混合，将药放置纱布袋内，袋两边缝上绷带，捆于脐上。每12～24小时换药1次，一般3～4次可奏效。

## 第二节　皮肤亚健康的调理

### 一、皮肤亚健康症状表现

皮肤亚健康状态，经常表现为皱纹，肤色不均匀、粗糙，缺乏弹性，肤色灰暗发黄，有色斑、雀斑、干燥、毛孔粗大等。医学研究认为，皮肤亚健康是因各种因素导致皮肤组织功能低下，这种皮肤多无明显异常，但细胞的新陈代谢、微循环、水电解质及功能已出现明显障碍，从外部表象来看，表现为晦暗无华、非正常的干燥衰老、油脂分泌过旺、出现血丝及敏感度增加等症状。如果不加保养、调理，就可能使肤质进一步恶化，逐渐转变为皮肤内环境紊乱的病态皮肤。

### 二、养生调理

**1. 饮食、起居调理**

（1）保证水分的摄入：保持体内充足的水分是保养皮肤最简单的方法。表皮在正常情况下应有15%～20%的含水量。当人体水分减少时，会出现皮肤干燥、皮脂腺分泌减少，从而使皮肤失去弹性，甚至出现皱纹。为了保证水分的摄入，适量饮水是必需的，睡前及洗澡前饮用1杯水能使体内细胞得到充足的水分，使皮肤更润滑。成年人每天饮水量至少应达到2000mL。若微微出汗者则增加500mL，出大汗者则增加1000mL。

（2）科学洗脸：清水是最好的清洁剂。用清水洗脸可以洗去油脂及多余的角质，减少皮肤的问题。多洗脸会使人变漂亮且帮助振奋精神。每天至少洗脸3次，洗脸时要多搓脸，清晨洗脸后，可用毛巾或双手搓擦面部，搓擦时应注意自下而上，由中央向外部顺肌肉生长方向，向上推时稍用力，向下要轻轻带下，达8～10次。这样做可促进血液循环，帮助紧致肌肤、回复肌肤弹性，面部皮肤红润而有光泽，消除斑块，减少皱纹，延续衰老，并可防治感冒。

（3）适当运动：皮肤有感受刺激、储存营养、参与代谢及免疫的功能。坚持运动能改善皮肤的结构和功能，帮助血液循环，增加新陈代谢，使人体对外界刺激的耐受性增加，从而提高皮肤的防御能力。人体可以通过运动进行不断地新陈代谢，来维系肌肤的弹性光泽。但是，运动要适度，应以由小到大、由轻到强的循序渐进为原则。可以选择有兴趣的项目进行，如步行、慢跑、游泳、登山、骑车、瑜伽、健美操等。运动的时间应选择在清晨或傍晚，不宜在烈日下或大雾中进行，以防有害物质损伤人体。对于长期伏案工作者也可以做简单的伸展动作，如伸转颈部，举抬双臂、双足，深呼吸扩胸，伸展及转动腰部，活动四肢关节等，既可美体养颜，也可借此促进血液循环，消除疲劳。

（4）饮食结构合理：注意饮食结构的合理性，尤其是增加素食摄入比例。素食能促进皮肤润泽而有弹性，延缓皮肤衰老，有利于须发的光泽和生长。维生素对防止皮肤衰老、保持皮肤细腻滋润起着重要作用，宜常吃富含维生素的食物。为了保持皮肤健美，应多食用碱性食物，尤其是含碱性矿物质的食物，如豆类、水果、坚果、蔬菜等，可使血液中的乳酸等物质大大减少，减少皮肤受损的机会。况且，摄入的钾、钠、钙等矿物质又能将血液中的有害物质清除，“清洁”的血液可使全身皮肤细胞充满活力，生机无限。维生素E能够破坏自由基的化学活性，从而抑制衰老，减缓老年斑的出现，卷心菜、葵花子油、菜子油等富含维生素E。维生素C参与体内的氧化还原过程，能增加毛细血管的致密性，降低血管通透性及脆性；还能抑制皮肤内多巴胺的氧化作用，从而抑制黑色素的形成和沉淀，可防治黄褐斑、雀斑的生成等，富含维生素C的食物有柚子、芒果、柑橘、山楂、西红柿等。维生素A也是皮肤光滑细润不可缺少的物质，能维持上皮组织的健康，使肌肤润泽。若人体缺乏维生素A，皮肤会变得干燥、粗糙有鳞屑，富含维生素A的食物有橙红色的蔬菜和水果。维生素$B_2$参与体内许多氧化还原过程，参加糖、蛋白质和脂肪的代谢。若缺乏维生素$B_2$，会出现口唇、皮肤皲裂、脱屑及色素沉着，富含维生素$B_2$的食物有绿叶的蔬菜、苹果、黄豆等。

### 2. 按摩调理

（1）穴位点按法：取仰卧位，按压风府、风池，点按百会、双侧角孙、印堂和双侧太阳。对上述穴位的点按，实质上是对大脑的立体的、全方位的刺激。

（2）面部神经孔按压法：取仰卧位，按压双侧眶上孔、双侧眶下孔、双侧颌下孔、双侧乳突孔、双侧耳前三叉神经投影部。面部皮肤的松紧取决于面部肌肉。所以面部肌肉的紧张程度、弹性是否良好，是决定面部轮廓是否清晰、面部皮肤是否紧致的关键。肌肉的功能良好取决于神经功能是否良好，因此对头面部的神经刺激和按摩是恢复面部轮廓的关键手法。头面部的神经支配主要有面神经和三叉神经，三叉神经的上支出口在眶上孔，三叉神经的中支出口在眶下孔，三叉神经的下支出口在颌下孔，而面神经的出口在乳突孔。对神经孔的刺激就是对这些神经所支配的肌肉进行刺激。而面部肌肉在神经的作用下收缩紧张，可以使面部皮肤紧张进而使面部轮廓清晰。

## 第三节　慢性疲劳的调理

### 一、慢性疲劳症状表现

慢性疲劳是一组不明原因的复合症状，其特点是反复发作的疲乏无力。持续存在1个月或1个月以上的疲劳为“长时间疲劳”；持续或反复发作6个月或更长时间的疲劳为“慢性疲劳”。需要注意的是，本节所讨论的慢性疲劳并不包括慢性疲劳综合征，因为慢性疲劳综合征已不属于亚健康范畴，而是一种疾病。

当代生活的快节奏、社会的激烈竞争，使人们压力倍增。若长期处于压力过大的情况下，体力透支、睡眠不足、营养不均，疲劳便成为人们的普遍状态。疲劳的产生有一定的物质基础，这就使人体在新陈代谢过程中产生二氧化碳、乳酸等。当这些物质积累到一定程度，达到“疲劳阈值”，人就会感到疲劳。一般来说，正常人经过休息后，疲劳可快速缓解。若休息后仍感到十分疲倦，并且持续一段时间，就应该引起重视。慢性疲劳表现为注意力不集中、记忆力减退、肌肉紧张、肩颈酸痛、胸闷、心悸、睡眠障碍，甚至还会有胃痛、腹泻、便秘等消化系统问题。疲劳症状严重者，患呼吸、消化、循环系统感染性疾病的几率增加。病情持续发展，还可能引发心肌梗死、中风。若不加以重视，甚至可能导致猝死。

容易产生慢性疲劳的人群包括以下几种：①长期处在某种精神压力下，如工作压力、紧张和心理压力过大。②长期过度劳累、不良的生活方式，如饮食不规律、不均衡，运动太少或太多，过量吸烟、饮酒，或经常熬夜，不吃早餐。③内分泌疾病、心血管疾病、慢性肝病、慢性肺病等。④血液肿瘤疾病。⑤病毒性感染、自身免疫疾病。⑥睡眠异常，如失眠、睡眠呼吸暂停综合征。⑦焦虑、抑郁症等精神疾病。⑧ 药物及乙醇滥用或不良反应。

## 二、养生调理

### 1. 精神调摄

拥有愉快的心情，不要太过忧虑，保持心理平衡是健康至关重要的环节。必须适时释放压力，做一些自己喜欢的事情，能让心情放松愉快，如听音乐、看电影或者逛街，利用休闲生活来放松身心，尽快让压力解除。调整心态，培养宽广的胸怀气度，多做善事，乐于助人，也会使自己快乐。

### 2. 饮食、起居调理

（1）合理的睡眠：睡眠障碍是导致疲劳的主要原因，要养成定时规律的作息，切忌熬夜。养成午睡片刻的习惯，能让下午更有精神、思维更加清晰。提高睡眠质量而不是一味延长睡眠时间，必须养成规律的睡眠与苏醒周期，并非多睡就会增强体力。

（2）多吃碱性食物：酸碱值大于 7 为碱性，小于 7 为酸性。而人体正常的 PH 值约为 7.4，略偏碱性，无论过高或过低，都会造成生理功能的失调。当人体血液 pH 值在 7.35 以下，即称为酸性体质。体内酸性物质过多，不能及时排除，沉积在肌肉组织中就会引起全身乏力、疲劳、腰酸背痛、精神不振等，这些不适症状是慢性疲劳的表现。因此，饮食中建议多吃碱性食物（表 8－1）。

表 8－1　食物酸碱分类

| 弱酸性 | 强酸性 | 碱性 |
|---|---|---|
| 白米、面包、花生米 | 牛肉、猪肉、香肠 | 大豆、豆腐、菠菜、莴笋 |
| 蛤蜊、鲍鱼、巧克力 | 清酒、鳊鱼、奶酪 | 萝卜、红豆、土豆、藕 |
| 奶油、鸡肉、章鱼 | 竹笋、金枪鱼、柿子 | 黄瓜、洋葱、马铃薯 |
| 葱白、油炸物 | 砂糖饼干、椰子汁 | 胡萝卜、海带、西瓜、番茄 |

续表

| 弱酸性 | 强酸性 | 碱性 |
|---|---|---|
| 白菜、鲷鱼、啤酒 | | 香蕉、梨、苹果、桃 |
| 火腿、茄子、鸡蛋 | | 草莓、牛奶、茶、柠檬 |

（3）加强营养：调查显示，营养缺乏或失调，尤其是 B 族维生素、必需脂肪酸缺乏，血中色氨酸改变等，可能会造成疲劳，出现免疫力衰退、神经系统运行障碍等现象。因此，平时需维持营养均衡，注意增强免疫力。多吃天然的蔬菜、水果、坚果等，帮助身体增加能量与活力。西洋参具有补气养阴、清火生津的功效，常用于煲汤，可以抗疲劳。

（4）坚持适度运动：运动有助于解除慢性疲劳，每天 1 次，每次至少 30 分钟至 1 小时。先从简单的伸展运动及关节活动开始，不建议选择较剧烈的运动，以免给身体造成更大的负担。注意应以不增加现有的疲劳为原则，适应后再慢慢增加有氧运动，如游泳、快走、体操、瑜伽或太极拳等。

### 3. 中药调理

中医学认为，慢性疲劳多属虚证，常见证型有肝郁脾虚、中气不足、心脾两虚等。肝郁脾虚表现为神疲乏力、四肢倦怠、周身窜痛不适、情绪不宁、注意力不集中、记忆力减退、胸胁满闷、纳食不香、舌胖苔白、脉弦缓无力等，治以健脾益气、调肝解郁，可选用补中益气汤合逍遥散加减治疗。脾虚湿困表现为神疲乏力、四肢困重、舌胖、苔白腻、脉濡细，治以健脾燥湿，可选用六君子汤加减治疗。中气不足表现为神疲乏力、气短懒言、自汗、食后困倦、多寐、头晕健忘、劳累后加重、食少便溏、舌淡苔薄白、脉细弱，治以补中益气、升阳举陷，可选用补中益气汤加减治疗。心脾两虚表现为疲倦无力、劳则加重、神情忧郁、注意力不集中、心悸健忘、多梦易醒、食欲不振、面色不华、舌质淡、脉细弱，治以益气补血、健脾养心，可选用归脾汤加减。

### 4. 针灸调理

针灸治疗慢性疲劳需采用补法。常用的穴位有足三里、命门、气海、百会、关元、三阴交及背部腧穴，用补法。

## 第四节　慢性头痛的调理

### 一、慢性头痛症状表现

头痛是眼眶以上至枕部区域之间的疼痛，是主观感觉。慢性头痛的病程一般是指头痛超过3个月。

**1. 偏头痛**

发作前无明显先兆，但在头痛前数日或数小时可出现胃肠不适或精神情绪改变等前驱症状。常有家族史。偏头痛是由于发作性血管舒缩功能障碍以及某些体液物质暂时性改变，导致的一种伴有或不伴有脑及自主神经系统功能暂时性障碍的头痛。虽然通常头痛位于一侧，但也常出现在前额、头两侧、头顶、头后部及眼眶后的部位，伴有恶心、呕吐的现象，并且会有怕动、怕光、怕吵等表现。

**2. 紧张性头痛**

长期的精神紧张、焦虑、疲劳等致头颈部肌肉持续性痉挛、血管收缩、组织缺血、代谢异常，引发头痛。头痛部位常发生在头双侧的额、颞、枕部，呈非搏动性、长期和经常性、持续性钝痛、重压感或紧缩痛。

对于原因不明的头痛，应该做相应的检查，以排除器质性病变。

### 二、养生调理

**1. 精神调摄**

研究证实，多种原因造成的精神压力是诱发偏头痛的重要因素，如生活压力、个人得失、家庭失和等。因此，精神调摄对改善头痛亚健康状态有重要作用。应该正确、冷静地分析所面临的工作或学习问题，量力而行，并且适当释放压力，使身心处于平衡状态。

**2. 饮食、起居调理**

(1) 合理膳食，适当运动：食物应粗细结合、荤素搭配，有规律的生活，适度的运动，避免过度紧张劳累，养成良好的睡眠习惯，保持充足的睡眠，并注意居家室内通风。这对于调节精神紧张、焦虑不安、疲劳等有极大的帮助。运动宜每日清晨起床后，到户外呼吸新鲜的空气，做适量运动，如散步、体操、太极拳、五禽戏、慢跑等，使大脑得到充足的氧气，放松身心。

（2）消除诱因：慢性头痛的发生可有多种诱因，如气候、饮食、情绪、月经周期等。天气突然转变、冷热刺激或湿热天气，可使血管收缩，引起慢性头痛，故夏天应注意不要长时间暴晒在烈日下，冬天也应注意头部的保暖。饮食失调也是慢性头痛的诱因之一，不吃辛辣刺激性食物，如辣椒、芥末、生姜、蒜、生葱等；不吃过咸及容易引起胀气的食物，如番薯、芋头、糯米等；不吃过冷、寒凉的食物。过量饮酒、吸烟会使脑部小动脉痉挛，引发头痛。妇女经期前后常有易怒、焦躁等情绪，容易引发头痛。针对诱因，采取相应的措施可达到预防头痛的目的。

（3）药膳：天麻10g，川芎5g，鱼头洗净去鳃，同放入沙锅内，加入姜、葱和适量清水，置大火烧开，文火炖1小时即成。离火放入盐、味精、胡椒调味即可服食。天麻配川芎有镇静止痛、平肝息风、活血化瘀作用，对慢性头痛有良效。

**3. 中药调理**

慢性头痛发病多与肝、脾、肾有关。长期精神紧张忧郁，肝气郁结，肝失疏泄，络脉失于条达拘急而头痛。先天禀赋不足，或劳欲伤肾，阴精耗损，或年老气血衰败，营血亏损，气血不能上营于脑，髓海不充则可致头痛。饮食不节，痰湿内生，阻遏清阳，脉络失养，可致头痛。肝阳头痛表现为头胀痛、胁痛、心烦易怒、脉弦有力，治以平肝潜阳，选用天麻钩藤饮加减治疗。气血亏虚表现为头痛绵绵、劳则加剧，伴神疲乏力、面色苍白、唇甲不华、心悸少寐、舌淡苔薄、脉细弱无力，治以补益气血、养心安神，选用归脾汤加减治疗。肾虚头痛表现为头痛朝轻暮重、遇劳加剧，伴腰酸膝软、口干舌红、苔薄少津、脉弦细，治以滋补肝肾，选用杞菊地黄丸加减治疗。

**4. 针灸调理**

（1）针刺治疗：慢性头痛往往是不同脏腑经络气血阻滞所致，治疗上当以行气活血、疏通经络、调理脏腑为主。根据“经脉所过，主治所及”的理论，可选取太阳、头维、风池、百会等穴位及其他配穴，如额部痛可取头维、印堂、太阳；偏头痛可取太阳、头维、风池；枕部痛可取风池、哑门；全头痛可取印堂、哑门、合谷等，亦可酌情配合使用温针灸加强疗效。其中，百会是治疗各种原因所致头痛的重要穴位，平时可多按摩百会。

（2）针挑治疗：头痛者，常在头部、背部有阳性反应点，按之局部酸痛或胀痛，或感觉头痛减轻。先在头部阳性反应点点刺放血数滴，然后让受术者俯卧于床上，暴露背部，在阳性反应点常规消毒、局麻后，用镵针切开皮肤，切口长1～1.5cm，露出皮下白色纤维物，用锋钩针依次挑断，直至挑尽为止。然后用消毒干棉球拭净局部，敷以消毒纱布。每7日1次，3次为一疗程。如有必要行第2个疗程，疗程间隔半个月。

## 第五节　心理亚健康的调理

### 一、心理亚健康症状表现

心理亚健康是以频繁出现的情绪低落、注意力不集中、过分敏感或行为能力下降等表现为特征的状态。心理亚健康者不能保持正常的生活质量和良好的工作状态，在家庭生活、知识学习、情感交流、人际沟通、精细操作、创造性劳动等方面出现困惑、压抑、郁闷等不健康的心理感受，从而导致家庭生活失调、工作效率降低、学习成绩下滑、人际交往困难等，严重影响日常生活、学习和工作。心理亚健康可概括为以下两方面：

#### （一）抑郁心理

抑郁是一种悲哀、沮丧、郁闷的情绪体验，是一种心理状态，主要表现为情绪低落、表情苦闷、行动迟缓，常感到思维迟钝、力不从心，因而语言减少、语速缓慢、语音低沉或整日沉默不语。

随着社会生活、工作压力增加，人际关系日益冷淡，抑郁的发生率有增高趋势。抑郁是每个人一生当中难免要经历的情绪体验，适当的抑郁未必有害，只有当这些痛苦体验持久地给人造成无法摆脱的精神痛苦并妨碍工作、学习、生活和社交时，才视为病态。

抑郁心理的主要表现为以下方面：①每天清晨很早醒来，即感觉无精打采。②感到工作、生活中存在较大的压力，自觉难以胜任，前途暗淡无光，感到悲观、失望、空虚，满腹心事无人倾诉，精神疲惫，不能集中精力从事工作，明显健忘，对工作热情不高。③对曾经喜欢的事情、兴趣爱好、工作等失去兴趣，缺少往日的激情和活力，失去幽默感，感到对现实无能为力，体验不到乐趣和愉快，有时心中充满仇恨。④饮食习惯、食量改变，体重出现变化，或增加或降低。⑤睡眠障碍，70%～80%的抑郁者出现某种形式的失眠。⑥身体不适，经常出现头痛、关节疼痛、消化不良、性欲减退，严重者可伴有阳痿、阴冷、早泄、射精困难、达不到性高潮等。⑦厌世感、绝望感、无助感强，常有死亡和自杀念头。

抑郁是一种短暂的心理不良反应，是一种亚健康状态。这种状态是可逆的，通过改变环境、心理疏导和自我调节能恢复正常。而抑郁症是一种以抑郁情绪为突出表现的心理疾病，症状严重、持续时间长，社会功能严重受损。抑郁症患者严重时甚至会以自杀行为来结束生命，需要进行正规系统的治疗。

### （二）焦虑心理

焦虑是一个人预料将会有某种不良后果产生或模糊的威胁出现时的一种不愉快情绪反应，主要特点是紧张不安、忧虑、烦恼、害怕和恐惧。焦虑是人的一种自我保护的反应，原本是一种戒备、警醒的状态，是人处于任何具有威胁性情境中的自然反应。

焦虑是感到痛苦、担心，会对自己怀疑的一种感受，可以说是一切负面情绪汇合而产生的恐慌情绪。甚至小学生也为学业竞争而焦虑，焦虑已经成为人们的普通心病。

引起焦虑的因素包括威胁个人的身体精神挫折、冲突、应激等。这些因素可能是客观的真实事件或物体，也可能是个人的主观想象。焦虑是一种情绪状态，主观上有提心吊胆和紧张不安感。这种情绪是不愉快的，可以是一种濒临死亡或虚脱欲倒的感觉。同时，要对付外来的危机和威胁，所以身体也会同时进入警戒状态，于是出现头痛、头昏、耳鸣、胸闷、心悸、气短、出汗、哽咽感、食欲减退、腹胀、腹部隐痛、恶心、呕吐、尿频、尿急、肌肉酸痛、月经紊乱、坐立不安、注意力难集中、记忆力下降等躯体症状。

## 二、养生调理

**1. 精神调摄**

增强心理健康的保健意识，实行自我情志调理。学会情绪的宣泄和抒发，做到坦然对待各种意外事件，谨慎应对重大事件，力争做到胜不过喜、败不过悲、气不暴怒。遇到冲突、挫折和过度的精神压力时，换一个角度看问题，要善于自我疏解。学会处世的道理，努力改善人际关系。

**2. 饮食、起居调理**

生活起居、作息规律，生活有序，早睡早起，保证充足的睡眠。一日三餐要定时，多摄入富含维生素的食物，如豆制品及粗杂粮、动物肝脏及新鲜蔬菜、水果等。限制脂肪摄入，用谷类等代替脂肪与糖类，摄入适量的盐，吃好早餐。工作张弛有度，劳逸结合。统筹安排学习、工作任务，提高工作、学习效率。戒烟限酒，避免过量饮浓茶、咖啡和进食辛辣食品。坚持锻炼，至少每周3次，每次20分钟，锻炼项目如散步或慢跑、太极拳、气功等。另外，可在一间安静的房间里，舒适自在地闭上眼睛，均匀呼吸（腹式呼吸更好），排除杂念，15分钟1次，每天2次；或自我按摩头部，缓解精神紧张。

**3. 中药调理**

心理亚健康状态主要与情志因素有关。多因情志不遂，肝气郁结；或劳倦伤脾，脾气不运，聚湿生痰，痰气郁结；或思虑过度，耗伤心脾。肝郁气滞表现为忧郁不欢、多疑善虑、胸胁胀痛、痛无定处、胸闷嗳气、苔薄白、脉弦，治以疏肝理气、解郁安神，选用柴胡疏肝散加减治疗。痰气郁结表现为精神抑郁、情绪低落、胸部闷塞、口腻多痰、疲乏、舌淡、苔白腻、脉滑，治以理气开郁、化痰散结，选用半夏厚朴汤加减治疗。心脾两虚表现为思维迟缓、健忘、兴趣缺乏、善悲易哭、失眠、倦怠乏力、面色少华、舌淡、苔薄白、脉细弱，治以补养心脾、益气生血，选用归脾汤加减治疗。

**4. 针灸调理**

（1）针刺治疗：主穴选风府、百会、通里、神门、内关。配穴随症选用，痰气郁结加丰隆、阴陵泉健脾化痰；心脾两虚加心俞、脾俞、三阴交健脾养心。

（2）耳穴治疗：取脑点、皮质下。除心脾两虚用补法外，均用泻法，留针3小时，每30分钟捻针1次。

## 第六节　失眠亚健康的调理

### 一、失眠亚健康症状表现

失眠即睡眠异常，表现可分为以下3类：①入睡困难：躺在床上30分钟仍未能入睡者，甚至1～2小时还难以入睡。②熟睡困难：入睡后觉醒次数增加或觉醒时间延长，每晚要醒 3 ~ 4 次或以上，醒后不易再度入睡。③早醒失眠：比正常睡眠起床早醒 1 ~ 4 小时，醒后难以再睡，导致睡眠时间减少或不足。

睡眠最大的作用是使大脑及机体得到充分休息，消除一日的疲劳，恢复体力。睡眠充足能增强免疫力和提高工作效率。睡眠不足会出现皮肤衰老、身体虚弱、抗病能力下降，从而百病丛生。不同年龄阶段者失眠的表现不同，老年人容易出现睡眠时间短的问题，年轻人则易出现入睡困难。与入睡困难有关的短期失眠一般是环境因素所致，而持续数周乃至数月的长期睡眠异常更多的是心理因素造成的，如焦虑、抑郁等。

## 二、养生调理

**1. 精神调摄**

平素宜加强精神修养，遇事乐观超脱，不过分追求能力以外的名利，是避免情志过极造成失眠的良方。青年人则应学会驾驭自己的情感，精神放松；老年人则要学会培养对生活的浓厚兴趣，每天对生活内容作出紧凑的安排，防止白天萎靡不振。

**2. 饮食、起居养生**

对于身体因素、起居失常、环境因素等造成的失眠，宜先消除失眠诱因。

胃不和则卧不安，饮食不当造成胃肠道负担，导致消化不良，进而影响睡眠。若睡前有饥饿感，可以吃适量的食物，不宜吃得过饱或是进食难以消化的食物。睡前不饮酒、不吸烟、不服用含咖啡因之食品。酒精在一定程度上帮助入睡，但会导致出现早醒和入睡不深的现象，若长期靠饮酒才能入睡，养成习惯后会造成经常性失眠。大量饮酒还可损伤肝脏，严重者可引起酒精性肝硬化。

失眠者可适当服用一些助眠的食物，如蜂蜜、桂圆、牛奶、大枣、木耳等，还可配合药膳保健。药膳种类很多，可根据人的体质和症状辨证选膳。常用药膳有茯苓饼、银耳羹、百合粥、莲子粥、山药牛奶羹、黄酒核桃泥、芝麻糖、土豆蜜膏等。

每日规律而定期的运动，以身体微微疲劳为宜，以维持身体正常新陈代谢、血液循环，强化肌肉以及心肺功能，达到调节生物钟的作用，让身体保持在充足的能量状态。但睡前避免做激烈运动，运动后体内新陈代谢会加速，导致不易入睡。可选择较和缓的运动，如散步、伸展肢体、瑜伽等。

**3. 中药调理**

中医学认为，失眠多为情志所伤。情志不遂，肝气郁结，肝郁化火，火扰心神，则心神不安；或由思虑太过，损伤心脾，心血暗耗，神不守舍，脾虚生化乏源，营血亏虚，不能奉养心神；素体虚弱，或房事太过，以致肾阴耗伤，不能上济于心，心阳独亢，心神不安而不寐；或心胆素虚，暴受惊恐，致心神不安。心脾两虚表现为多梦易醒、心悸健忘、神疲食少、四肢倦怠、面色少华、舌淡苔薄、脉细无力，治以补益心脾、养心安神，选用归脾汤加减治疗。肝郁化火表现为急躁易怒、不寐多梦、头晕头胀、口干而苦、便秘溲赤、舌红苔黄、脉弦数，治以清肝泻火、镇心安神，选用龙胆泻肝汤加减治疗。阴虚火旺表现为心烦不寐、心悸不安、腰酸足软、头晕耳鸣、遗精、口干津少、五心烦热、舌红少苔、脉细数，治以滋阴降火、清心安神，选用六味地黄丸合黄连阿胶汤加减治疗。心虚胆怯表现为心慌多梦、噩梦较多、触事易惊、气短自汗、舌淡、脉弦细，治以益气镇静、安神定志，选用安神定志丸合酸枣仁丸加减治疗。

**4. 针灸调理**

（1）针刺治疗：主穴选用安眠、神门、四神聪、三阴交。心脾两虚加心俞、足三里、三阴交；肝郁化火加风池、行间；阴虚火旺加太溪、心俞；心虚胆怯加胆俞、心俞。

（2）耳穴贴压：选皮质下、交感、心、肝、脾、内分泌、神门，每次取2～3穴，轻刺激，留针30分钟，每日1次。

（3）皮肤针治疗：皮肤针沿头部、督脉、膀胱经轻度叩刺，以皮肤潮红为度，每日或隔日1次，10次为一疗程。

## 第七节　不同群体亚健康症状的调理

### 一、女性常见亚健康症状的调理

妇女在解剖上有胞宫，在生理上有月经、胎孕、产育、哺乳等特点，其脏腑经络气血活动的某些方面与男子有所不同。妇女又具有感情丰富、情不自制的心理特点，精血神气颇多耗损，极易患病早衰。《千金要方》说："妇人之别有方者，以其始妊生产崩伤之异故也。"又说："女人嗜欲多于丈夫，感病倍于男子，加以慈恋爱憎嫉妒忧恚……所以为病根深，疗之难瘥。故养生之家，特须教子女学习此三卷妇人方，令其精晓。”做好妇女的卫生保健工作有着特殊重要的意义。为了预防并减少妇女疾病的发生，除了注意一般的卫生保健外，尚须注重经期、围产期（包括产褥期、哺乳期等）及更年期的卫生保健（表8－2）。

表8－2 女性各个时期的亚健康表现

| | 亚健康表现 |
|---|---|
| 月经期 | 月经失调，经期提前、延后和月经周期、经期与经量的变化等；或情绪波动，烦躁不安，低热虚汗，乳房胀痛等 |
| 围产期 | 情绪忧郁、紧张、失眠，对事物失去兴趣，食欲改变，如食欲亢进、暴饮暴食、食欲减退等 |
| 更年期 | 潮热，盗汗，食欲不佳，失眠健忘，易激动，抑郁忧虑或烦躁易怒，多疑善虑，胸闷心悸，便秘，皮肤松弛、干燥瘙痒等 |

## （一）经期养生调理

《景岳全书·妇人规》论月经病的病因时说：“盖其病之肇端，则或由思虑，或由郁怒，或以积劳，或以六淫，饮食……”可见，经期应当于饮食、精神、生活起居等各方面谨慎调摄。

### 1. 精神调摄

《校注妇人良方》指出：“思虑过度，多致劳损……盖忧愁思虑则伤心，而血逆竭，神色失散，月经先闭……若五脏伤遍则死。自能改易心志，用药扶持，庶可保生。”强调情志因素对月经的影响极大。经期经血下泄，阴血偏虚，肝失濡养，不得正常疏泄，产生紧张忧郁、烦闷易怒之心理，出现乳房胀痛、腰酸疲乏、少腹坠胀等症状。因此，在经前和经期都应保持心情舒畅，避免七情过度。若生活工作压力大，经常忧郁寡欢、闷闷不乐，或心烦易怒等，会引起脏腑功能失调，气血运行逆乱，轻则加重经间不适感，导致月经失调，重则出现闭经、痨瘵等。

### 2. 饮食、起居调理

(1) 饮食调摄：女子月经期间不宜过量吸烟、饮酒，饮酒会刺激胞宫，扰动气血，影响经血的正常进行。吸烟会降低性激素的分泌，干扰与月经有关的生理过程。月经期经血溢泻，多有乳房胀痛、少腹坠胀、纳少便溏等肝强脾弱现象，应摄取清淡而富有营养之食品。忌食生冷、酸辣、辛热、香燥，以免助阳耗阴，致血分蕴热，迫血妄行，令月经过多。过食生冷则经脉凝涩，血行受阻，致使经行不畅、痛经、闭经。故针对月经周期的不同阶段，给予合适的饮食有利于月经的正常（表8-3）。

**表8-3　月经周期不同阶段的饮食特点**

| | 饮食特点 |
|---|---|
| 月经来潮的前1周 | 多饮水，多吃豆类、鱼类等高蛋白食物，绿叶蔬菜、水果 |
| 月经来潮初期 | 多吃开胃、易消化的食物，如枣、面条、米粥等 |
| 月经期 | 多吃营养丰富、容易消化的食物，多饮水 |
| 月经后期 | 多补充含蛋白及铁、镁的食物，如肉、动物肝、蛋、奶等 |

另外，若经前易出现烦躁不安、便秘等，宜多吃促进肠蠕动及代谢之物，如生青菜、豆腐等；若经后易出现眩晕、贫血，可在经前摄取姜、葱、香料等；经后多吃鱼以及多筋的肉类、猪牛肚等。

（2）保持清洁：行经期间，血室正开，邪毒易于入侵致病，必须保持外阴的清洁。经期洗浴宜淋浴，不可盆浴、游泳，严禁房事、阴道检查。

（3）培养良好的生活习惯：《女科经论》说："寒温乖适，经脉则虚，如有风冷，虚则乘之。邪搏于血，或寒或温，寒则血结，温则血消，故月经乍多乍少，为不调也。"指出经期宜加强寒温调摄，尤当注意保暖，避免受寒，切勿涉水、淋雨、冒雪、坐卧湿地、下水劳动等。按时作息，保证充足的睡眠。

（4）活动适量：经期适当的活动，有利于经行畅利，减少腹痛，但不宜过劳，要避免过度紧张疲劳、剧烈运动及重体力劳动。劳倦过度则耗气动血，可致月经过多、经期延长、崩漏等。

**3. 中药调理**

中医学认为，引起月经失调的原因较多，有生物、社会、行为、情绪等因素，其中社会和行为原因可通过情绪反应而影响月经。情志的变化对女性月经来潮有很大的影响，若长期情志不遂、急躁易怒、忧郁惊恐，都可伤及心脾而致月经不调，在月经期更为明显。因此，要注意调节情绪、平心静气、遇事勿怒、泰然处之。所以，中医辨证治疗十分重视调畅情志的重要作用。情志不遂，致肝失疏泄，肝气郁结；或患者平素体质虚弱，脾胃功能低下，气血生化不足，气不摄血，导致月经紊乱。肝郁气结者表现为经期紊乱、经量或多或少、乳房胀痛、善叹息、苔薄白或薄黄、脉弦等，治以疏肝理气调经，选用逍遥散加减治疗。脾虚者表现为月经周期提前、疲乏无力、舌淡红、苔薄白、脉细等，治以补脾益气、摄血调经，选用补中益气汤加减治疗。血虚者表现为月经周期延后、舌淡红、脉细，治以补血调经，选用大补元煎加减治疗。

**4. 针灸调理**

（1）耳针治疗：选取子宫、盆腔、卵巢、内分泌、皮质下、肝俞、脾俞、肾俞等。月经过少加三焦、交感、下腹；月经提前加屏间。每次留针30分钟，每日1次，两耳交替使用。亦可埋针或压豆。

（2）梅花针治疗：月经先期或月经先后不定期可叩刺足三阴经经脉、冲脉、任脉、督脉、带脉及脐下腹部和腰以下骶部的循行线。以皮肤潮红为度，每日1次。

（3）艾灸治疗：选取关元、气海、三阴交。经迟者加血海、归来；经乱者加肾俞、肝俞、脾俞、足三里；经多者加神阙、隐白、大敦。可选艾柱灸、隔姜灸、艾条灸及温针灸等。

（4）足疗：采用全足施术，重点取肾上腺、肾、腹腔神经丛、垂体、甲状腺、肝、脾、子宫及卵巢等反射区。每次治疗双足共40～50分钟，每日1次，10次为一疗程。术后嘱其饮温开水500mL左右，以促进体内有害物质的排出。

**5. 按摩调理**

（1）推拿：擦腰骶、少腹，点腰眼，捏拿肚角以通调冲脉、任脉、督脉、带脉。月经先期体壮者手法宜重，月经后期体弱者手法宜轻。肝郁者加擦胁肋，点揉章门、期门。

（2）捏脊：常规捏脊，提关元、脾俞、膈俞。

（3）按压：按压十七椎穴。月经提前者用指端按揉和压放合谷、足三里、三阴交各100次，继以循按手阳明大肠经、足阳明胃经、足少阴肾经数遍，再按揉压放天枢、肾俞各50～100次，最后以掌面按揉关元2～3分钟，每日1次。

## （二）产褥期养生调理

产褥期是分娩后产妇身体、生殖器官和心理方面调适复原的一段时间，需要6～8周。由于分娩时耗气失血，机体处于虚弱多瘀的状态，需要较长时间的精心调养。故针对产褥期女性亚健康的调理，应注意以下几点：

**1. 饮食、起居调理**

(1) 增加营养，饮食有节：产妇分娩时，身体受到一定耗损，产后又需哺乳，应加强营养，但必须注意补不碍胃、不留瘀。当忌食油腻和生冷瓜果、辛热伤津之品，预防大便困难和恶露过多。产妇的饮食宜清淡可口、易于消化吸收，又富有营养及足够的热量和水分。产后1~3天的初产妇可食小米粥、软饭、炖蛋和瘦肉汤等。此后，凡蛋、奶、肉、骨头汤、豆制品、粗粮、蔬菜均可食用，但需精心制作，水果可放在热水内温热后再吃。另外，可辅佐食疗进补，以助机体恢复。如脾胃虚弱者可服山药扁豆粳米粥，肾虚腰痛者食用猪腰菜末粥，产后恶露不畅者可服当归生姜羊肉汤或益母草红糖水等。饮食宜少量多餐，每日可进餐4~5次，不可过饥过饱。

(2) 产后充分休息静养：休养有利于产妇生理功能的恢复。产妇的休息环境必须清洁安静，室内要温暖舒适、空气流通。冬季宜注意保暖，预防感冒或煤气中毒。夏季不宜紧闭门窗、衣着过厚，以免中暑。但是，不宜卧于当风之处，以免邪风乘虚侵袭。产后24小时必须卧床休息，以恢复分娩时的疲劳及盆底肌肉的张力，不宜过早操劳负重，避免发生产后血崩、阴挺等。睡眠要充足，要经常变换卧位，不宜长期仰卧，以免子宫后倾。然而，静养绝非完全卧床，除难产或剖宫产外，一般顺产可在产后24小时下床活动，并且逐渐增加活动范围，以促进恶露畅流、子宫复原，恢复肠蠕动，令二便通畅，有利于身体康复。

(3) 讲究卫生，保持清洁：产褥期因有恶露排出，产后汗液较多，且血室正开，易感邪毒，故宜经常擦浴或淋浴，更需特别注意外阴清洁，预防感染。内衣、内裤要常洗晒，产后百日之内严禁房事。产后4周内不能盆浴，以防邪毒入侵引发其他疾病，不利于胞宫恢复。

(4) 保持二便通畅：分娩后往往缺乏尿感，应设法使产妇于产后4~6小时排尿，以防胀大的膀胱影响子宫收缩。若产后4~8小时仍不能自解小便，应采取措施。产后因卧床休息，肠蠕动减弱，加之会阴疼痛，常有便秘情况，可给予番泻叶促使排便。此外，产妇分娩已重伤元气，需给予关心体贴，令其情志舒畅，可以防止产后病的发生。

**2. 中药调理**

产后气虚可选用升举大补汤；产后腹痛可根据证型选用汤药。如产后小腹隐隐作痛，喜揉喜按，恶露量少、色淡，头晕眼花，心悸怔忡，大便秘结，可选用肠宁汤；产后小腹疼痛拒按，得热痛减，恶露量少、色紫暗、夹有血块、下则痛减，形寒肢冷，面色青白，可选用生化汤；产后身痛可选补中益气汤等。

3. 按摩调理

产后身痛可选用穴位按摩的方法，取穴风池、大椎、风门、肺俞、肩井、曲池、合谷、血海、三阴交、足三里等，采用按揉法、拿法、擦法，每穴各半分钟，每日2~3次。

## （三）哺乳期养生调理

哺乳期是妇女产后机体康复的过程，又要承担哺育婴儿的重任，注意养生保健对母子都很重要。故针对哺乳期女性亚健康的调理，应注意以下几点：

1. 饮食、起居调理

（1）饮食营养、丰富：《类证治裁》说："乳汁为气血所化，而源出于胃，实水谷之精华也。"产后乳汁充足与否、质量如何，与脾胃盛衰及饮食营养密切相关。乳母应加强饮食营养，增进食欲，多喝汤水，以保证乳汁的质量和分泌量。忌食刺激性食品，勿滥用补品。如乳汁不足，可多喝鱼汤、鸡汤、猪蹄汤等。若乳汁自出或过少，需求医诊治。

（2）哺乳卫生：产后将乳头洗净，在乳头上涂抹植物油，使乳头的积垢及痂皮软化，然后用清水洗净。产后8~12小时即可开奶。每次哺乳前，乳母要洗手，用温开水清洗乳头，避免婴儿吸入不洁之物。哺乳后也要保持乳头清洁和干燥，不要让婴儿含着乳头入睡。如仍有余乳，可用手将乳汁挤出，或用吸奶器吸空，以防乳汁淤积而影响乳汁分泌或发生乳痈。刚开始哺乳时，乳房往往胀硬疼痛，可做局部热敷，使乳络通畅，乳汁得行，也可用中药促其通乳。若出现乳头皲裂，应及时医治。

哺乳要定时，这样可预防婴儿消化不良，亦有利于母亲的休息。一般每隔3~4小时哺乳1次，时间为15~20分钟。哺乳至10个月左右可考虑断奶。

（3）起居有节，劳逸适度：疲劳过度、情志郁结，均可影响乳汁的正常分泌。乳母必须保持心情舒畅，起居有节，劳逸适度。还要注意避孕，勿服避孕药，以免抑制乳汁的分泌。

（4）慎服药物：许多药物可以经过乳母的血液循环进入乳汁。现代研究表明，阿托品、四环素、红霉素、苯巴比妥及磺胺类都可从乳腺排出。如长期或大量服用，可使婴儿发生中毒。因此，乳母于哺乳期应慎服药物。

**2. 针灸调理**

针灸对于产后缺乳疗效甚佳，可选用乳根、膻中、少泽穴。取膻中穴向两侧乳房平刺1~1.5寸；乳根穴向乳房基底部平刺1寸左右，使乳房出现微胀感，还可加灸；少泽浅刺0.2~0.3寸，留针20~30分钟。

## (四) 更年期养生调理

女性更年期是指月经完全停止前数月至绝经后若干年的一段时间，是女性从生殖功能旺盛状态到完全衰退的一个过渡阶段，是生育期向老年期的过渡时期，一般妇女从45岁开始到55岁左右进入更年期。进入更年期后，部分女性可出现一系列雌激素减少所致的症状，包括自主神经功能失调的症状。由于肾气渐衰，冲任二脉虚惫，可致阴阳失调。如果调摄适当，可避免或减轻更年期症状。故针对更年期女性亚健康的调理，应注意以下几点：

**1. 精神调摄**

更年期妇女应当正确认识自己的生理变化，解除不必要的思想负担，排除紧张恐惧，消极焦虑的心理和无端的猜疑。避免不良的精神刺激，遇事不怒。心中若有不快，可与亲朋好友倾诉宣泄。可根据自己的性格爱好选择适当的方式怡情养性。要保持乐观情绪，胸怀开阔，树立信心，度过更年期。

**2. 饮食、起居调理**

更年期妇女的饮食营养和调节重点是顾护脾肾、充养肾气，调节恰当可以从根本上预防或调治其生理功能的紊乱。更年期妇女肾气渐衰，天癸欲竭，月经频繁，经血量多，经期延长，往往出现贫血表现，可选食鸡蛋、动物内脏、瘦肉、牛奶等高蛋白食物以及菠菜、油菜、西红柿、桃、橘等绿叶蔬菜和水果纠正。应当少吃盐，不要吃刺激性食品，如酒、咖啡、浓茶、胡椒等。平时可选食黑木耳、黑芝麻、胡桃等补肾食品。

更年期妇女应注重劳逸结合，保证睡眠和休息。但是过分贪睡反致懒散萎靡，不利于健康。身体状况良好者，应从事正常的工作，还应参加散步、太极拳、气功等运动量少的体育活动及力所能及的劳动，以调节生活，改善睡眠和休息，避免体重过度增加。要注意个人卫生。

更年期妇女适当对症合理用药是必要的，可以改善症状。尤其要注意定期检查。女性更年期常有月经紊乱，也是女性生殖器官肿瘤的好发年龄，若出现月经来潮持续10天以上，或月经过多而有贫血趋势时，则需就医诊治。

若绝经后阴道出血或白带增多，应及时就诊。在更年期阶段，最好每隔半年至一年做一次体检，以便及早发现疾病，早期治疗。

**3. 中药调理**

中医学认为，更年期妇女亚健康状态多以肾虚精亏、心脾不足、肝失调和为主。临证当仔细审证求因，分别施治。肝肾阴虚表现为头晕耳鸣、烦躁易怒、五心烦热、腰膝酸软、记忆力减退、皮肤瘙痒如蚁行或麻木感、口干咽燥、月经紊乱、舌质红、苔少、脉细数，治以滋肾养肝、育阴潜阳，选用左归饮加减治疗。脾肾阳虚表现为面色晦暗、精神萎靡、尿清长而频、白带清稀量多、舌苔薄白、脉沉迟无力，治以温补脾肾，选用右归丸加减治疗。心脾两虚表现为头晕目眩、心悸失眠、舌淡白、苔薄白、脉细弱，治以益气健脾、补心养神，选用归脾汤加减治疗。心肾不交表现为月经紊乱、心悸怔忡、失眠多梦、头晕耳鸣、腰腿酸软、口干咽燥、舌红而干、少苔或无苔、脉细数，治以滋阴降火、交通心肾，选用坎离既济汤加减治疗。肝郁脾虚表现为情志抑郁不舒、心烦易怒、嗳气频作、胁腹胀痛、月经紊乱、经行小腹胀痛、舌淡苔薄、脉弦，治以疏肝健脾、调理冲任，选用逍遥散加减治疗。

## 三、青少年常见亚健康症状的调理

### （一）青少年亚健康症状表现

青少年是人类发育过程中的一段时期，介于童年与成年之间，是人生发育最旺盛的阶段，是体格、体质、心理和智力发育的关键时期。其特点是体重迅速增加，第二性征明显发育，生殖系统逐渐成熟，其他脏器亦逐渐成熟和健全；机体精气充实，气血调和。随着生理方面的迅速发育，心理行为也出现了许多变化。青少年精神饱满，记忆力强，思维活跃，充满幻想，追求异性，逆反心理强，感情易激动，个体独立化倾向产生与发展。青少年期人生观和世界观尚未定型，如果能按照身心发育的自然规律，注意身体保健和品德教育，可为一生的身心健康打下良好的基础。若受其他因素影响，会导致青少年亚健康状态，如长时间不吃早餐会影响消化系统，学习压力过大、睡眠不足导致抵抗力低下，父母离异、家庭关系紧张导致心理压抑等，主要表现为不爱说话、郁闷、学习退步；有的虽没有躯体不适，但精神萎靡不振、心事重重，长此以往，可能会导致更严重的后果。

## （二）养生调理

### 1. 精神调摄

青少年处于心理上的“断奶期”，具有半幼稚、半成熟以及独立性与依赖性相交错的特征，具有较大的可塑性。他们热情奔放、积极进取，却好高骛远、不易持久，在各方面会表现出一定的冲动性。对周围的事物有一定的观察分析和判断能力，但情绪波动较大，缺乏自制力，看问题偏激，有时不能明辨是非。虽然仍需依附于家庭，但与外界的人及环境的接触亦日益增多，其独立愿望日益强烈，不希望父母过多地干涉，却又缺乏社会经验，极易受外界环境的影响。针对青少年的心理特征，培养其健康的心理素质极为重要，可从以下方面着手：

（1）说服教育，循循善诱：家长和教师要以身作则，为人师表，给青少年以良好影响。同时又要尊重其独立意向的发展和自尊心，采用说服教育、积极诱导的方法，与他们交朋友谈心，关心他们的学习与生活，并设法充实和丰富他们的业余生活。凡事与他们商量，尊重他们的正确意见，逐渐给予更多的独立权利，创造一个愉快的沟通环境，以便了解他们的心理活动与情绪变化，从而有的放矢地予以教导和帮助。要从积极方面启发他们的兴趣与爱好，激发积极进取、刻苦奋斗的精神，培养良好的个性与习惯。要教导他们慎重择友，避免与坏人接触。要鼓励他们积极参加集体活动，培养集体主义思想，逐渐树立正确的世界观和人生观，有远大的理想与追求，在学习工作中锻炼坚强的意志和毅力，以求全面发展。对于他们的错误或早恋等问题，不能采取粗暴、压制及命令的方式，仍要谆谆诱导。

（2）加强自身修养：青少年的身体发育已接近成人，可是对环境、生活的适应能力和对事物的综合处理能力仍然很差。青少年应该在师长的引导协助下，加强思想意识的锻炼和修养，力求养成独立自觉、坚强稳定、直爽开朗、亲切活泼的个性。遇事冷静、言行适度、文明礼貌、尊老爱幼，切忌恃智好胜、恃强好斗。要有自知之明，正确对待就业问题，处理好个人与集体的关系，处理好人际关系。

（3）科学的性教育：青春期的最大特征是性发育的开始与完成。青少年时期，肾气逐渐盛实，天癸开始产生，具备了生育能力。其心理方面的最大变化也反映在性心理领域，性意识萌发，处于朦胧状态。由于青少年情绪易于波动、自制力差，若受社会不良现象的影响，常可滋长不健康的性心理，导致早恋早婚、荒废学业，甚至触犯刑法，走上犯罪道路。因此，青春期的性教育尤为重要。

青春期的性教育，包括性知识和性道德教育两个方面。要帮助青少年正确理解正常的生理变化，以消除性成熟造成的好奇、困惑、羞涩、焦虑、紧张的心理。安排好课余时间，引导他们参加适当的活动，积极参加文体活动，把主要精力放在学习上。另外，帮助他们充分了解两性关系中的行为规范，破除性神秘感。正确区别和重视友谊、恋爱和婚育的关系。宣传性病的预防知识。

**2. 饮食、起居调理**

（1）饮食调理：青少年生长发育迅速，代谢旺盛，必须全面合理地摄取营养，要特别注重蛋白质和热量的补充，以满足迅速生长发育的需要。每天蛋白质供给应占总能量供给13%~15%。此外，生长发育的机体对必需氨基酸要求较高，应多食用动物和大豆蛋白质等，以提供较丰富的必需氨基酸，提高食物蛋白质的体内利用。要合理安排饮食结构，适当选择杂粮及豆类、鱼类、禽类、肉类、蛋类、奶类及奶制品；多吃绿叶蔬菜、新鲜水果。少吃或不吃含糖和高脂肪食物，不暴饮暴食、饥饱寒热无度。对于先天不足、体质较弱者，更应抓紧发育时期进行饮食调摄，培补后天以补先天不足。

（2）起居有节：青少年应该根据具体情况科学地安排作息时间，做到起居有节、不妄作劳。既要专心学习，又要有适当的户外活动和正常的娱乐休息，保证充足的睡眠。

（3）要养成良好的生活卫生习惯：注意口腔卫生；保持正确坐、立、行姿势，以促进正常发育，预防疾病的发生；变声期要特别注意保护好嗓子，避免沾染吸烟、酗酒等恶习，吸烟、酗酒不仅危害身体，而且影响心理健康。吸烟可使青年注意力涣散、记忆力减退、思维不灵、学习效率降低。

（4）穿着合理：青少年的衣着宜宽松、朴素、大方。女青年不可束胸紧腰，以免影响乳房发育和肾脏功能；男青年不要穿紧身裤，以免影响睾丸正常的发育，引起不育、遗精、手淫等。

（5）适当的体育锻炼：青少年应注意身体的全面锻炼，选择运动项目时，要兼顾力量、耐力、速度、灵敏度等各项素质的发展，重点应放在耐力素质的培养上。锻炼力量的项目有短跑；锻炼耐力的项目有长跑、游泳等；锻炼灵敏度的项目有跳远、跳高、球类运动，尤其是乒乓球；而游泳既可锻炼耐力，又可锻炼速度和力量，是青少年最适宜的运动项目。

青少年参加体育锻炼，要根据自己的体质强弱和健康状况来安排锻炼时间、内容和强度。要注意循序渐进。一般每天锻炼两次，可安排在清晨和晚饭前 1 小时，每次 1 小时左右。锻炼前要做准备活动，要讲究运动卫生，注意运动安全。

## 三、中老年常见亚健康症状的调理

### （一）中老年亚健康症状表现

《素问病机气宜保命集》说："精耗血衰，血气凝泣"，"形体伤惫……百骸疏漏，风邪易乘"。《灵枢·天年》早有"五十岁，肝气始衰，肝叶始薄，胆汁始灭，目始不明；六十岁，心气始衰，苦忧悲，血气懈惰，故好卧；七十岁，脾气虚，皮肤枯；八十岁，肺气衰，魄离，故言善误"的说法。随着年龄的增长，机体会出现生理功能和形态学方面的退行性变化。其生理特点表现为脏腑气血精神等生理机能的自然衰退，机体调控阴阳平衡的能力降低。加之工作和生活环境突然变化，不能适应新的社会角色而引起心理和生理上的不适应，出现焦虑、抑郁、悲哀、恐惧、多怒、善疑等不良情绪；部分人会出现失眠、多梦、心悸、阵发性全身燥热感等不适表现，或产生偏离常态的行为。若不及时调整，遇到不良环境和刺激因素，易于诱发多种疾病，较难恢复。

### （二）养生调理

#### 1. 精神调理

《寿世保元·延年良箴》说："积善有功，常存阴德，可以延年。"又说："谦和辞让，敬人持己，可以延年。"《道德经》强调："知足不辱，知止不殆。"即要求老年人生活知足无嗜欲，热爱生活，保持自信，退休不怠惰，勤于用脑，进取不止。经常读书看报，学习各种专业知识和技能。根据自己的身体健康状况，多做好事，充分发挥余热，为社会作出新的贡献。处世宜豁达宽宏、谦让和善，淡看名利、地位，凡事从大处着眼，不因小事烦恼，不为不如意的事耿耿于怀，不斤斤计较个人得失，不固执己见、独断专行或摆长辈尊严，从容冷静地处理各种矛盾，从而保持家庭的和睦、社会关系的协调，有益于身心健康。

老年人应根据自己的性格和情趣怡情悦志，利用闲暇时间充分培养各种兴趣和爱好，丰富和充实个人生活，如写字作画、种花养鸟，既可陶冶情操，又可锻炼身体。另外，跳舞、气功、打球、下棋、垂钓等活动都能益智怡情，增进身心健康。老年人离退休后，生活圈子缩小，不应自我封闭，适当利用时机走亲访友，多参加社交活动和文体活动，扩大社交圈。良好的人际关系可以开拓生活领域，排解孤独寂寞，增添生活情趣。

老年人往往体弱多病，应积极乐观，树立战胜疾病的信心，参加一些有意义的活动和锻炼，分散注意力。同时，应积极主动配合治疗，尽快恢复健康。需要定期进行体检，及早发现病情，及时进行预防或治疗。

**2. 饮食、起居调理**

《寿亲养老新书·饮食调节》指出："高年之人，真气耗竭，五脏衰弱，全仰饮食以资气血。"老年人脾胃功能下降，消化吸收能力减弱，故当审慎调摄饮食。

(1) 食宜多样：年高之人，精气渐衰，应该摄食多样饮食，谷、果、畜、菜适当搭配，做到营养丰富、全面，以补益精气、延缓衰老。老年人不要偏食，不要过分限制或过量食用某些食品，又应适当补充一些机体缺乏的营养物质，获得均衡营养。在饮食中选用含钙高的食品，适当多补充钙质，对老年人具有特殊意义。乳类及乳制品、大豆及豆制品是较好的食物钙来源，芹菜、山楂、香菜等含钙量也较高。针对老年人体弱多病的特点，可经常食用莲子、山药、藕粉、菱角、核桃、黑豆等补脾肾、益寿之品，或辅食长寿药膳进行食疗。

(2) 食宜清淡：老年人脾胃虚衰，消化、收纳、运化能力薄弱，故饮食宜清淡。多吃鱼、瘦肉、豆类食品和新鲜蔬菜、水果，不宜吃肥腻或过咸的食品。要限制动物脂肪，宜食植物油，如香油、玉米油。现代营养学提出，老年人的饮食应"三多三少"，即蛋白质多、维生素多、纤维素多，糖类少、脂肪少、盐少，正符合清淡原则。

(3) 食宜温热熟软：老年人阳气日衰，脾喜暖恶寒，故宜食用温热之品护持脾肾，勿食或少食生冷，以免损伤脾胃。不宜温热过甚，以"热不炙唇，冷不振齿"为宜。老人脾胃虚弱，加之牙齿松动脱落、咀嚼困难，故宜食用软食，忌食黏硬、不易消化之品。《医学入门》提倡老年人食粥，"盖晨起食粥，推陈致新，利膈养胃，生津液，令人一日清爽，所补不小"。粥不仅容易消化，且益胃生津，对老年人尤为适宜。

(4) 食宜少缓：老年人宜谨记食饮有节，不宜过饱。《寿亲养老新书》

强调："尊年之人，不可顿饱，但频频与食，使脾胃易化，谷气长存。"主张老人少量多餐，保证营养充足，又不伤肠胃。进食不可过急过快，宜细嚼慢咽，这不仅有助于饮食的消化吸收，还可避免吞、呛、咳的发生。

（5）谨慎起居：老年人气血不足，易致外感，当谨慎调摄生活起居。《寿亲养老新书》指出："凡行住坐卧，宴处起居，皆须巧立制度。"老年人的生活，既不要安排得十分紧张，又不要毫无规律，要科学合理，符合老年人的生理特点，这是老年人的养生大要。老年人的肾气逐渐衰退，房事应随年龄增长而递减。年高体弱者要断欲独卧，避忌房事；体质强健有性要求者，不要强忍，但应适可而止。老年人的居住环境应安静清洁、空气流通、阳光充足、湿度适宜。要保证良好的睡眠，但不可嗜卧，宜早卧早起，以右侧屈卧为佳。注意避风防寒，但忌蒙头睡眠。老年人应慎衣着、适寒暖，要根据季节气候的变化而随时增减衣衫。要注意胸、背、腿、腰及双脚的保暖。老年人机体功能逐渐减退，易出现疲劳，当注意劳逸适度。要尽可能做些力所能及的体力劳动或脑力劳动，但切勿过度疲倦，以免劳伤致病，尽且做到"行不疾步，耳不极听，目不极视，坐不至久，卧不极疲"，"量力而行，勿令气之喘，量力谈笑，才得欢通，不可过度"。老年人应保持良好的卫生习惯，面宜常洗，发宜常梳，早晚漱口。临睡前，宜用热水洗泡双足。要定时排便，保持大小便通畅。

（6）适当运动：年老之人，精气虚衰，气血运行迟缓，故多瘀多滞。积极的体育锻炼可以促进气血运行，延缓衰老，并可产生一种良性心理刺激，使人精神焕发，对消除孤独垂暮、忧郁多疑、烦躁易怒等情绪有积极作用。老年人运动应遵循因人制宜、适时适量、循序渐进、持之以恒的原则。参加锻炼前，要请医生进行全面检查，了解身体的健康状况。在医生的指导下，选择恰当的运动项目，并合理掌握运动强度、速度和时间。一般来说，老年人运动量宜小不宜大，动作宜缓慢而有节律。适合老年人的运动项目有太极拳、五禽戏、慢跑、气功、武术、八段锦、散步、乒乓球、游泳、羽毛球、老年体操等。锻炼时要量力而行，切忌争胜好强，避免情绪过于紧张或激动。运动次数每天一般 1～2 次，时间以早晨日出后为好，晚上在饭后 1 个半小时后为宜。老年人忌在恶劣气候环境中锻炼，不在饥饿时锻炼。老年人应掌握自我监护知识。运动时，要根据主观感觉、观测心率及体重变化来判断运动量是否合适，酌情调整。必要时可暂时停止锻炼，不要勉强。锻炼 3 个月以后，应进行自我健康小结，总结睡眠、二便、食欲、心率、心律正常与否。一旦发现情况，应及时就诊，采取措施。

3. 中药调理

老年人由于生理上的退行性改变，机体功能减退，无论是治疗用药，还是保健用药，都不同于中青年。一般而言，老年人保健用药应遵循以下原则：宜多进补少用泻；药宜平和，药量宜小；注重脾肾，兼顾五脏；辨体质论补，调整阴阳；掌握时令季节变化规律用药，定期观察；多以丸、散、膏、丹，少用汤剂；药食并举，因势利导。如此方能收到补偏救弊、防病延年之效。除了药物治疗外，可采用药膳疗法，总的原则是：注意季节时令，一般夏季宜进清淡饮食，冬令进补。

## 复习思考题

1. 消化系统的亚健康表现是什么？
2. 皮肤亚健康表现是什么？
3. 慢性疲劳的亚健康表现是什么？
4. 失眠的养生调理有哪些？
5. 更年期女性亚健康状态如何进行调理？
6. 女性月经期的饮食特点是什么？
7. 中老年亚健康调理的用药原则是什么？

# 主要参考书目

1. 孙涛. 亚健康学基础. 北京：中国中医药出版社，2009

2. 何清湖. 亚健康临床指南. 北京：中国中医药出版社，2009

3. 张早华. 亚健康养生与保健. 北京：人民卫生出版社，2011

4. 田纪钧. 亚健康调理术. 北京：人民军医出版社，2011

5. 罗仁，赖名慧，戴红芳. 亚健康评估与干预. 北京：人民军医出版社，2010

6. 王旭东. 中医养生康复学. 北京：中国中医药出版社，2006

7. 王玉川. 中医养生学. 上海：上海科学技术出版社，2009

8. 刘占文. 中医养生学. 北京：中国中医药出版社，2012